JAIYA UND JON HANAUER
Fass mich an!

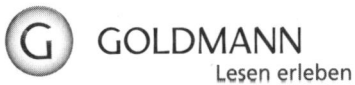

GOLDMANN
Lesen erleben

Jaiya und Jon Hanauer
mit Julie Jeffries

Fass mich an!

Erotische Massagen von Kopf bis Fuß
für sie und ihn

Aus dem Amerikanischen
von Regina Schneider

GOLDMANN

Alle Ratschläge in diesem Buch wurden von den Autoren und vom Verlag sorgfältig erwogen und geprüft. Eine Garantie kann dennoch nicht übernommen werden. Eine Haftung der Autoren beziehungsweise des Verlags und seiner Beauftragten für Personen-, Sach- und Vermögensschäden ist daher ausgeschlossen.

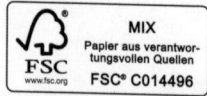 Dieses Buch ist auch als e-Book erhältlich

MIX
Papier aus verantwortungsvollen Quellen
FSC® C014496

Verlagsgruppe Random House FSC® N001967
Das für dieses Buch verwendete FSC®-zertifizierte Papier *Classic 95* liefert Stora Enso, Finnland.

10. Auflage
Deutsche Erstausgabe Januar 2010
Wilhelm Goldmann Verlag, München,
in der Verlagsgruppe Random House GmbH
© 2008 by Toby Media, Jessica Kinzbach und Jon Hanauer
Originaltitel: Red Hot Touch. A Head-to-Toe Handbook for Mind-Blowing Orgasms
Originalverlag: Broadway Books, ein Imprint von The Doubleday Broadway
Publishing Group, Random House Inc., New York
Umschlaggestaltung: Uno Werbeagentur, München
Umschlagillustration: Stefan May Fotografie
Illustrationen: Brett Johnson
Satz: Uhl + Massopust, Aalen
Druck und Bindung: GGP Media GmbH, Pößneck
CB · Herstellung: IH
Printed in Germany
ISBN 978-3-442-17121-7
www.goldmann-verlag.de
Besuchen Sie den Goldmann Verlag im Netz

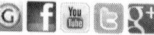

Die menschliche Hand ist so wunderschön gestaltet, ihre Taten so gewaltig, so frei ist sie und doch so fein, dass man sie nur als ein sehr komplexes Instrument begreifen kann; wir gebrauchen sie sogar, wenn wir Atem holen – unbewusst.

Sir Charles Bell, *The Hand, Its Mechanism and Vital Endowments, As Evincing Design* (1840)

Inhalt

Nehmen Sie die Sache »in die Hand«!   9

1. Bestens in Form – Kleine Trainingsstunde
   für die Hände   21

2. Das richtige Ambiente für orgastische
   Höhenflüge   31

3. Sinnliche Massagen   51

4. Erogene Zonen von Kopf bis Fuß –
   ein Wegweiser   69

5. Gewusst wo:
   Die erogenen Zonen des Mannes   99

6. Handbewegungen, die *Männer* umhauen! 119

7. Gewusst wo:
   Die erogenen Zonen der Frau 143

8. Handbewegungen, die *Frauen* umhauen! 167

9. Anale Lust – Kleiner Ratgeber 193

10. Alles in einem – wie Ihre Hände jedes
Liebesspiel aufheizen können 211

Schlusswort 275
Dank 278
Im Internat 280
Literatur und DVD-Material 282
Register 283

Nehmen Sie die Sache »in die Hand«!

Was würden Sie sagen? Welchen Teil Ihres Körpers bringen Sie im Bett am wirkungsvollsten zum Einsatz? (Sofern Sie nicht vor Scham über diese Frage vergehen.) Ihre Zunge vielleicht, mit der Sie trickreich zu spielen wissen? Oder Ihren geradezu begnadeten Allerwertesten, der immer wieder für Aufsehen sorgt? Wer weiß, vielleicht sind Sie ja auch sonst gut bestückt, was stets verlässlich seine Wirkung tut. Wie auch immer Ihre Antwort auf diese Frage lauten mag, ein Körperteil kommt Ihnen bestimmt nicht so spontan in den Sinn: Ihre Hände. Klar, mit den Händen lässt sich alles Mögliche anstellen – Blusen und Hemden aufknöpfen, Reißverschlüsse aufziehen oder den Liebsten auch mal drücken. Aber sonst? Was noch?

Lassen Sie sich von uns auf die Sprünge helfen.

Hände sind das Universalwerkzeug des menschlichen Körpers schlechthin. Mit unseren Händen können wir höchst erstaunliche Leistungen vollbringen, ergreifende Klavierkonzerte spielen oder chirurgische Eingriffe am offenen Herzen vornehmen. Ohne Hände gäbe es keine Gemälde in der Sixtinischen Kapelle. Keine David-Statue.

Nur einen langweiligen, unbehauenen Marmorklotz. Und einen Oliver Kahn, der im Tor die unmöglichsten Bälle hält, könnten wir auch nicht bejubeln. In Anbetracht all dieser Großtaten, die unsere Hände bis heute geschaffen haben und nach wie vor schaffen, dürften sie auch beim Sex wahre Meisterleistungen an Hand- und Fingerfertigkeiten zuwege bringen.

Und trotzdem, irgendwie scheinen wir in unserer Unbeholfenheit in tiefste Steinzeit zurückzufallen, sobald wir einander berühren. Wir begrapschen, begrabbeln und befummeln uns, und falls wir dabei zufällig das Glück haben, die ein oder andere intime Stelle zwischen die Finger zu bekommen, gebärden wir uns, als hätten wir zwei linke Hände: Die Frauen pumpen rauf und runter, und die Männer wackeln ein wenig mit den Fingern hin und her. Also nicht gerade das, was man unter hoch entwickelten Praktiken versteht, und eine Affenschande obendrein, wo unsere Hände doch zu *so* unglaublich viel mehr fähig sind. Uns damit selbst zu begrenzen ist so, als würden wir Einsteins Werk als bloße Rechengleichung sehen oder Pavarotti als DJ auf Karaoke-Partys. Auch wenn manch einer es nicht so recht glauben mag, aber unsere Hände können – und sollten – uns zu fantastischen, weltbewegenden, himmlischen Erlebnissen verhelfen, vorausgesetzt, man weiß sie entsprechend einzusetzen.

Und genau hier kommen wir ins Spiel.

Wir – das sind zwei anerkannte »Sexexperten« auf dem Gebiet der erotischen Körperarbeit, geschulte Fachlehrer mit einem umfassenden Wissen über alles, was mit sinnlich erotischer Berührung zu tun hat. In unseren Seminaren geht es beispielsweise um die Genitalmassage. Und unsere Studenten sind jedes Mal (freudig) überrascht, wenn sie erfahren, dass es über 50 Arten gibt, den Partner an seinen intimsten Stellen mit den Händen zu beglücken. Außerdem zeigen wir viele weitere Techniken auf, mit denen sich sämtliche Körperregionen vom Ohrläppchen bis zum kleinen Zeh stimulieren lassen – vom »Kleinen Erdbeben« (was es unten herum ganz schön kribbeln lässt) bis zum sogenannten Twist 'n' Shout (so benannt, weil *er* dabei nach mehr schreien wird!). Alles in allem werden damit über 150 Aha-Erlebnisse garantiert.

Falls Sie bislang keine Idee davon hatten, wie Sie und Ihr Partner unter dem variantenreichen Einsatz Ihrer Hände in lustvolle Höhen entschweben können, dann nur deshalb, weil Sie es nicht gewohnt sind, Ihre Hände als *die* Virtuosen zu sehen, die sie tatsächlich sind. Um Ihnen die Augen für all die reizvollen Möglichkeiten zu öffnen, die buchstäblich in Ihrer Reichweite liegen, sollten Sie zunächst folgende handfeste Tatsachen verinnerlichen:

Punkt 1: Hände – göttliche Freudeninstrumente
Wie? Sie dachten, allenfalls die Fingerspitzen? Weit ge-

fehlt – Handflächen, Knöchel, Nägel und sogar die weichen Mulden zwischen den Fingern verfügen allesamt über ganz eigene Fähigkeiten und Beschaffenheiten. Und das heißt, dass Sie Nacht für Nacht aus einem reichhaltigen Buffet mit einer fantastischen Auslese an Sinnlichkeiten schöpfen können. Beginnen Sie mit einem Kraulen der Schultern, das allen Stress dahinschmelzen lässt. Streifen Sie mit den Nägeln über Rücken oder Brust, oder bewegen Sie die Handfläche wellenförmig am Unterbauch. Oder wie wäre es mit einem neckischen Klaps oder Kniff in den Podex? Worauf es ankommt, ist, die Hände versiert einzusetzen – und langweiliger Sex war einmal!

Punkt 2: In null Komma nichts zum Höhepunkt – mit tatkräftigen Handlungen

Klar, gute Hand- und Fingerfertigkeiten erweisen sich beim Vorspiel als sehr nützlich. Was vielen aber nicht so klar ist, ist die Tatsache, dass wir diese Fertigkeiten – sogar die Genitalmassage – auch während des Beischlafs einsetzen können. Dazu braucht es nichts weiter, als sich ein bisschen zu strecken und/oder sich in Stellung zu bringen, und dann Hüfte an Hüfte gleichzeitig die Greifwerkzeuge nach unten zu bewegen. Das kann der Beginn eines unglaublichen Höhenflugs werden – insbesondere für Frauen, denn immerhin gelangen zwei Drittel aller Frauen nicht durch Beischlaf allein zum Orgasmus. Der Grund? Mangelnde Stimulation des weiblichen Lustzentrums Nummer eins – der Klitoris. Das soll nicht heißen, dass der Orgasmus das A und O allen sexuellen Erlebens ist, aber für all die Frauen, die häufiger zum Höhepunkt kommen wollen, kann eine helfende Hand einen beachtlichen Teil beitragen.

Punkt 3: Hand anlegen – eine Explosion der Lust

Oralsex kann ziemlich erregend wirken. Doch wer seinen Partner schon einmal bis zum Höhepunkt geleckt hat, Kinnbackenkrampf inklusive, der weiß, dass Zungenmuskeln schnell erlahmen. Außerdem hat man damit zu kämpfen, dass ein durchschnittlicher Penis zwischen zwölf und 15 Zentimeter lang ist, wohingegen der Mund nur höchstens acht Zentimeter fassen kann. Danach schlägt der Würgereflex zu. Doch bloß weil wir mit diesen physiologischen Unzulänglichkeiten geschlagen sind, müssen wir nicht meinen, dass uns nichts anderes übrig bleibt als zu lecken und zu leiden. Wo Mund und Zunge versagen, können die Hände in die Bresche springen. Ein paar Handbewegungen zwischen Lecken, Saugen und Lutschen gönnen der Zunge eine Erholungspause und erfassen zudem auch die Stellen, an die auch die längste Zunge nicht heranreicht. Oder man bewegt den Penis im Mund und reibt gleichzeitig mit der Hand am Schaft auf und ab. Das erspart Nackenschmerzen und beschert dem Mann gleichzeitig die beglückende Illusion, dass sich sein Penis vollständig im Mund befindet. Geschickt gemacht, wird er kaum sagen können, wo der Mund aufhört und die Hände anfangen. Und offen gesagt, ist ihm das auch egal.

Punkt 4: Handgemacht – in jedem Fall!

Wir alle haben Tage, an denen wir uns so matt und abgespannt fühlen, dass es einen Kran brauchen würde, um uns abends im Bett in eine Liebesstellung zu hieven. Vielleicht kam eine Studie des National Opinion Research Center deswegen zu dem Ergebnis, dass es ein Drittel aller Amerikaner im Jahresmittel kaum bis gar nicht tun. Doch sollten Sie – rein theoretisch – dennoch Lust verspüren, mit Ihrem Bettnachbarn verschmelzen zu wollen (der sich wahrscheinlich nur ebenfalls nicht aufraffen kann), dann betrachten Sie Ihre Hände als das Mittel der Wahl schlechthin, frei nach dem Motto: Kleiner Einsatz – große Wirkung. So muss keiner von beiden groß herumturnen und sich verausgaben, auf den anderen steigen oder abtauchen, um umständlich mit Kopf oder Zunge hin und her zu wackeln. Nein. Sie müssen lediglich die Hände bewegen. Zur Not auch nur eine. Mit dieser jederzeit verfügbaren Alternative könnten die Abende und Nächte, die Sie vor lauter Müdigkeit sonst immer mit einem unerotischen *Heute nicht, Liebling!* zu beenden pflegten, im Handumdrehen eine ganz neue Wendung nehmen.

Der heißeste Ratgeber für Ihr Sexleben!

»Wenn *Sex* die natürlichste Sache der Welt ist, warum gibt
es dann so viele Ratgeber darüber?«

Bette Midler

Ihre Hände mögen noch so geschickt sein, sie funktionieren nicht auf Autopilot, der sie von ganz alleine bewegt.
Sie brauchen Anweisungen von oben, von der Kontroll-
zentrale, sprich vom Gehirn. Schließlich wissen Hände
nicht einfach so, wie man Klavier spielt oder 100 Wörter pro Minute auf der PC-Tastatur schafft. All diese Handfertigkeiten sind nur möglich mit der Hilfe von Lehrern,
Ratgebern oder DVD-Lehrfilmen – und jede Kunstfertigkeit
wird sich erst »natürlich« anfühlen, wenn man übt und übt
und noch mal übt.

Wie sagt ein Sprichwort noch so schön? – *Übung macht
den Meister.* Ja, das unterschreiben wir gerne, wenn es um
Arbeit, Hobbys und andere Aktivitäten geht. Doch in Sachen Sex scheint diese alte Volksweisheit völlig vergessen.
So, als würden wir wie selbstverständlich davon ausgehen,
dass die Anleitung dazu tief in unseren Genen verwurzelt
ist. Ein Vogel braucht schließlich auch keine Nachhilfe im
Nestbau. Und einer Spinne muss man auch nicht zeigen,

wie sie ihr Netz zu spinnen hat. Stimmt. Im kleinen Rahmen betrachtet. In einem *sehr* kleinen allerdings – so als würde man sagen, dass jeder Mensch von Natur aus und ganz instinktiv weiß (oder es zumindest zu gegebener Zeit herausfinden wird), dass und wie das eine in das andere muss. Punkt. Aus. Mehr nicht. Aber genau darum geht es. *Mehr…* das will gelernt sein.

Erotische Handfertigkeiten – gelernt ist gelernt

»Was macht ihr genau?« Diese Frage bekommen wir oft zu hören, und unsere Antwort darauf sorgt nicht selten für verwundertes Stirnrunzeln und eine ganze Menge weiterer Fragen. »Was soll das sein, erotische Körperarbeit?« Nun, wie Sie wahrscheinlich schon vermutet haben, sind wir keine Massagetherapeuten im klassischen Sinne. Die wissen vielleicht, wie man Verspannungen im unteren Rücken löst, doch wie man mit gewissen Körperregionen unterhalb der Gürtellinie verfährt, das haben sie nicht gelernt. Und genau das ist unser Fachgebiet. Aber verstehen Sie uns bitte nicht falsch: Wir führen kein zwielichtiges Etablissement, in dem aufreizende Freudenmädchen gegen geringe Gebühr zu sexuellen Glückserlebnissen verhelfen. Nein, derlei Freuden bescheren wir unseren Schülern nicht. Was wir schulen, sind die Handfertigkeiten, die es braucht, um eigene lustvolle Höhepunkte herbeizuführen – am Partner oder an sich selbst (denn auch sich selbst zu befriedigen ist nicht immer so einfach, wie es scheint.)

Je nach Niveau und Typ des Seminars sind die Teilnehmer völlig oder teilweise bekleidet, manchmal auch nackt – eine Situation, in der sich manch einer zunächst etwas unbehaglich fühlt. Aber wer es schafft, die ersten unangenehmen Augenblicke zu überwinden, ist oftmals überrascht, wie schnell er entspannen und sich in die verschiedenen Techniken einfinden kann. Einige dieser Techniken wie die Schultermassage sind sozusagen jugendfrei. Andere dagegen sehr viel heißer. (Wussten Sie beispielsweise, dass der sensibelste Punkt der Klitoris auf der 2-Uhr-Position liegt?) Und wieder andere scheinen zunächst recht schräg (aber hey, probieren Sie eine Nasenlochmassage erst einmal aus, bevor Sie darüber lachen!). Am Ende des Seminars sind unsere Schüler mit neu gewonnenen Einsichten über ihre Hände bewaffnet – die am meisten unterschätzten und am wenigsten genutzten Werkzeuge in unserem sexuellen Waffenlager.

Ach ja, und falls Sie es nicht sowieso schon geahnt haben – wir sind nicht *bloß* Arbeitskollegen. Wir sind auch ein Paar.

Hand in Hand

Seit wir beide uns 2001 in einem Massage-Workshop kennengelernt haben, haben wir unsere »Forschungen« ausgeweitet und immer neue Handbewegungen gegenseitig an uns ausprobiert (ganz schön harte Arbeit!). Irgendwann begannen wir damit, unser Wissen weiterzugeben und Seminare abzuhalten, zuerst für ein paar Freunde, dann für Freunde der Freunde, bis unsere Gruppen immer größer wurden. Und all denen, die sich jetzt wundern mögen, dass uns die Leute die Bude einrennen, nur um herauszufinden, wie man sich mit den eigenen Händen beglücken kann, möchten wir sagen, dass dieses so simple Thema schon wieder *sooo* simpel ist, dass man normalerweise gar nicht darüber nachdenkt und folglich entsprechend blank ist auf diesem Gebiet. Tagtäglich erleben wir, wie schwer wir uns mit den einfachsten Gesten der Zuneigung tun (als da wären: eckige Umarmungen oder schlaffes Händeschütteln), etwas, das uns im heimischen Schlafzimmer schnell zum Verhängnis werden kann. Vielleicht ist das ein Grund, weshalb viele von uns davor zurückscheuen, sich Grundkenntnisse über den Austausch von Zärtlichkeiten anzueignen, nach denen wir uns alle doch so sehnen. Höchste Zeit, das zu ändern.

Dieses Buch ist für alle – Männer und Frauen, Singles und Paare, Schwule und Lesben, Heteros, Bisexuelle, Transsexuelle und alle dazwischen –, die ihre luststeigernden Fertigkeiten auf der natürlichsten Ebene überhaupt verbessern wollen – auf der Ebene der Berührung.

Hier ein kleiner Ausblick auf das, was Sie auf den folgenden Seiten erwartet:

- Bevor wir in die einzelnen Techniken eintauchen, werden wir Ihnen vermitteln, dass Ihre Hände in der Kunst des Befühlens und Betastens stark, schnell, wendig und gut geschult sein müssen (einfacher ausgedrückt, dass sie lernen müssen, die feinsten Regungen wahrzunehmen). Und dafür haben wir ein paar gute Übungen parat. Und da es einiges an Vorbereitung bedarf, um guten Sex zu erleben, haben wir eine Checkliste zusammengestellt, anhand derer Sie optimale Voraussetzungen für wahrhaft heiße Erlebnisse schaffen.
- Sind Ihre Hände dann so weit, um in Aktion zu treten, möchten wir wetten, dass sie zuallererst in untere Regionen wandern wollen. Aber halt, nicht so schnell! Was man dabei häufig vergisst, ist, dass der ganze Körper von erogenen Zonen durchzogen ist – Ohren, Rücken, Brust, Gesäß, Zehen, Nase, was auch immer. Und ein wahrer Meister der erotischen Kunst weiß, wie er sie zu streicheln, zu massieren und zu kitzeln hat, damit sie *allesamt* in Schwingung kommen. Wir verraten Ihnen jede Menge Tricks dazu.

– Als Nächstes bringen wir Ihnen bei, wie Sie den erogensten Punkt des Mannes handhaben – sein Gemächt –, und zwar so, dass er vor lauter Wonne die Augen rollt, ihm noch Tage später ein Dauergrinsen im Gesicht steht und alles bisher Erlebte dagegen regelrecht verblassen wird.

– Danach sagen wir Ihnen, wie man die erogensten Zonen einer Frau verwöhnt, um sie in den siebten Lusthimmel zu katapultieren. Dieses Kapitel mag besonders aufschlussreich sein, da der Intimbereich der Frau oft rätselhafter scheint als der des Mannes. Tatsächlich kommen viele Frauen zu uns und erzählen, dass sie noch nie im Leben einen Orgasmus gehabt haben, weder allein noch mit einem Partner. Wie auch Frauen es schaffen, ihr erotisches Potenzial vollauf auszuschöpfen, wollen wir hier zeigen.

– Und zum guten Schluss, wenn Sie die erotischen Bausteine souverän beherrschen, präsentieren wir ein paar kreative Möglichkeiten, das neu erlernte Handwerk im Intimverkehr, beim Oralsex und dergleichen mehr entsprechend einzubinden.

Seien wir ehrlich: Sich dem Partner, den wir lieben, ein Stück näher, vertrauter und verbundener zu fühlen – wer will das nicht? Den passenden Schlüssel dazu haben wir buchstäblich selbst in der Hand.

1 Bestens in Form –
Kleine Trainingsstunde für die Hände

»Am Anfang war ich ein echter Sexsüchtiger, doch ich
scheiterte an meinen körperlichen Kräften.«

Robert Mitchum

Das Wichtigste zuerst: Trainieren Sie Ihre Hände für das
spannende Abenteuer. Verwenden Sie ein wenig Zeit und
Mühe, um in Übung zu kommen und die vielen Talente Ihrer
Hände zu schulen und zu entfalten. Wenn es dann so weit
ist, werden Sie glänzen wie ein blendend trainierter Sport-
star. Ring frei und ab in die nächste Runde! Doch um das
Freudenspiel über möglichst viele Runden die halbe Nacht
lang genießen zu können, gibt es nur eins: Ihre Hände brauchen Training!

Betrachten Sie dieses Kapitel als persönliches Trainings-
programm für Ihre Hände. Die kleinen Übungseinheiten
(die auch in der erotischen Körperarbeit und von Massagetherapeuten eingesetzt werden) werden Ihre Hände stärker,
schneller, beweglicher und sogar feinfühliger denn je für

alle noch so leisen Regungen machen. Und das Beste: Die Übungen nehmen nur wenige Minuten in Anspruch und ersparen teure Mitgliedschaften im Fitnessstudio. Ob im Wohnzimmer oder im Auto, sie sind überall durchführbar. Um ein optimales Ergebnis zu erzielen und Muskulatur und Feingefühl bestmöglich auszubilden, sollten Sie die Übungen mindestens einmal täglich durchführen; danach können Sie das Training auf einmal pro Woche zurückschrauben. Das reicht völlig aus, um das lustbringende Leistungsniveau zu halten.

In Hochform sein, klar, wer will das nicht? Aber dabei auch noch die Hände zu bedenken, ist das nicht ein bisschen viel verlangt? Keineswegs. Betrachten Sie es als ein glückvolles Streben, ein Streben nach erfülltem Sex – der stärksten lustvollen Vergnügung überhaupt. Welche Mühe könnte da lohnender sein? Und dass sich diese Mühe tatsächlich lohnt, werden Sie schon bald erfahren. Denn erste Erfolgserlebnisse werden nicht lange auf sich warten lassen. Freuen Sie sich darauf!

Kraft

Übung 1: Bleiben Sie am Ball!

Nehmen Sie einen Tischtennisball, einen Tennisball oder einen von diesen weichen Knautschbällen, wie man sie in vielen Sport-, Spiel- oder Gesundheitsgeschäften findet. Schließen Sie die Hand um den Ball Ihrer Wahl, drücken Sie ein paar Sekunden lang zu, so fest Sie können, und lockern Sie dann den Griff. Wiederholen Sie diese Übung mindestens zehn Mal. Sie stärkt die Muskeln der Handinnenflächen und Finger – ideal für eine ausdauernde Partnermassage, wenn Sie nicht wollen, dass Ihre Finger beim zärtlichen Kneten allzu schnell erlahmen.

Übung 2: Handtuchwringen

Diese Übung kräftigt die Handgelenke. Halten Sie die Enden eines kleinen Handtuchs jeweils mit einer Hand und drehen Sie es dann, so fest Sie können, gegeneinander – so, als würden Sie es auswringen. Fünf Sekunden halten, dann in die umgekehrte Richtung drehen. Wiederholen Sie diese Übung mindestens zehn Mal!

Übung 3: Oberkörper groß in Form

Diese Übung steigert die Muskelkraft des gesamten Oberkörpers. Stellen Sie sich aufrecht hin und halten Sie die

Beine gestreckt. Dann beugen Sie sich vornüber und legen die Handflächen auf den Boden, sodass Ihr Körper ein umgekehrtes V bildet (falls Sie mal Yoga gemacht haben, werden Sie diese Pose als *Herabschauender Hund* kennen). Verlagern Sie Ihr ganzes Gewicht auf die Handflächen und drücken Sie sie fest auf den Boden. Dabei spreizen Sie die Finger, so weit es geht, auseinander. Zehn Sekunden halten. Fünf Mal wiederholen!

Beweglichkeit

Übung 4: Finger dehnen

Diese Übung dehnt die Muskeln in jedem einzelnen Finger ebenso wie die dazugehörigen Sehnen, die zum Handgelenk laufen. Strecken Sie die Hand aus und halten Sie die Handfläche nach oben, sodass sie wie ein Stoppzeichen nach vorn zeigt. Dann greifen Sie den Daumen mit der anderen Hand. Ziehen Sie nun eine Sekunde lang am Daumen und lassen Sie ihn dann wieder los. Dann ziehen Sie den Zeigefinger zurück, dann den Mittelfinger, dann den Ringfinger und zum Schluss den kleinen Finger. Wiederholen Sie diese Übung nun mit der anderen Hand!

Übung 5: Das Gummi-Handgelenk

Ziehen Sie den Daumen nach unten zur Innenseite des Handgelenks hin und halten Sie ihn, bis Sie auf zehn gezählt haben. Dann umgreifen Sie die anderen vier Finger der Hand und ziehen sie nach hinten zur Oberseite des Handgelenks hin. Zählen Sie erneut auf zehn. Diese Übung dehnt Unter- und Oberseite des Handgelenks und macht es rundum beweglicher. Wiederholen Sie die Dehnbewegungen jeweils zwei Mal.

Übung 6: Die Unterarmbeuge

Begeben Sie sich in den Vierfüßlerstand. Die Fingerkuppen beider Hände sollten dabei naturgemäß nach vorne zeigen. Nun drehen Sie ein Handgelenk langsam nach innen ein, sodass Ihre Finger nach hinten zu Ihren Füßen hin zeigen. Dabei senken Sie Ihr Gesäß langsam ab. Diese Übung dehnt die Unterseite des eingedrehten Vorderarms. Nun wechseln Sie auf die andere Hand. Danach versuchen Sie, beide Hände gleichzeitig einzudrehen. Wiederholen Sie die Dehnbewegungen jeweils zwei Mal.

Geschicklichkeit

Übung 7: Jeder für sich und keiner allein

Außer dem Daumen, der sein eigenes Dasein führt, kann offenbar kein Finger einer Hand ohne die anderen (nicht umsonst spricht man vom opponierbaren Daumen, der bei allen Primaten gegen die restlichen Finger gestellt werden kann). Wenn einer dieser vier Finger einer Hand sich bewegt, wollen die anderen sich sogleich mitbewegen. Diese »Mitmach«-Tendenz kann bei gewissen Übungen, die wir Ihnen gerne beibringen wollen und die ein hohes Maß an Geschicklichkeit verlangen, sehr hinderlich sein. Wie Sie es schaffen, diese Tendenz zu durchbrechen, zeigen wir Ihnen mit der folgenden Übung:

Legen Sie die Hand flach auf eine Tischplatte. Heben Sie nun den Zeigefinger etwa zwei Zentimeter von der Oberfläche und lassen Sie ihn dann wieder ab. Wiederholen Sie diese Übung zehn Mal. Danach sind Mittelfinger, Ringfinger und kleiner Finger an der Reihe. Sie werden merken, dass der Ringfinger der schwächste von allen ist. Aber mit der Zeit holt er auf und wird kräftiger – wie alle anderen auch.

Übung 8: Münzen schnippen

Auch diese Übung fördert die Geschicklichkeit. Aber Achtung: Sie ist buchstäblich eine Sache der Übung. Doch wer dieses kleine Kunststück beherrscht, zieht damit garantiert auf jeder Party staunende Blicke auf sich. Strecken Sie die Hand mit der Handfläche nach oben aus. Legen Sie nun eine Münze auf Ihren Zeigefinger. Dann schnippen Sie sie auf den Mittelfinger, von dort auf den Ringfinger, weiter zum kleinen Finger und die ganze Reihe durch wieder zurück. Ein Kinderspiel für Sie? Dann versuchen Sie das Gleiche noch einmal, nur legen Sie die Münze diesmal auf die Fingerknöchel.

Feingefühl

Übung 9: Haarige Angelegenheit

Für diese Übung brauchen Sie ein Buch, idealerweise eines mit sehr dünnen Seiten (wie beispielsweise ein Telefonbuch), und ein langes Haar. Öffnen Sie nun das Buch und legen Sie das Haar mitten auf eine x-beliebige Seite; dann schlagen Sie sorgfältig die danebenliegende Seite darüber, sodass das Haar bedeckt ist.

Gut. Nun wissen Sie wahrscheinlich ziemlich genau, wo sich das Haar unter der Seite versteckt. Aber tun Sie mal so, als ob Sie es nicht wüssten, und lassen Sie Ihre Finger danach fahnden. Streichen Sie sacht tastend mit dem Zeigefinger über die Seite. Wenn Sie es gefunden haben, dann schlagen Sie eine weitere Seite darüber und probieren, ob Sie das Haar noch immer erfühlen können. Ja? Dann schlagen Sie wieder eine Seite um, und noch eine – so lange, bis Sie nicht mehr fühlen, wo sich das Haar befindet. Anschließend wiederholen Sie diese Übung mit dem Mittelfinger, dem Ringfinger und dem kleinen Finger. Steigern Sie diese Übung nach und nach, indem Sie die Suchseite mit immer mehr Seiten bedecken. So verbessern Sie Ihr »Tastempfinden« – sprich die Fähigkeit, sehr feine Sinneseindrücke wahrzunehmen.

Übung 10: Ballon unter Druck

Diese Übung wird Sie für feine drucktechnische Unterschiede sensibilisieren, damit Sie nicht zu viel Kraft beim Berühren Ihres Partners anwenden. Blasen Sie einen Ballon auf und drücken Sie nun langsam mit den Fingerspitzen hinein. Am Anfang sollte die Oberfläche ziemlich leicht nachgeben, aber umso weniger, je tiefer Sie drücken. An irgendeinem Punkt spüren Sie, wie Ihre Empfindung wechselt: Was sich eben noch *biegsam* anfühlte, mutet nun eher *gedehnt* an. Genau der gleiche Wechsel vollzieht sich, wenn Sie mit den Fingern in jeden beliebigen Muskel des Körpers drücken (auch in die der Vagina und des Afters). Zuerst gibt der Muskelbereich leicht nach, aber wenn Sie weiter drücken, kommen Sie an einen Punkt, an dem es Ihnen vorkommt, als dehnten Sie ihn – und da das sehr schmerzhaft sein kann, sollten Sie diesen Punkt keinesfalls überschreiten. Üben Sie mit dem Ballon, und Sie werden diesen sensiblen Punkt bald sehr präzise erspüren können.

Übung 11: Arm-in-Arm-Gefühl

Nachdem Sie nun Übung 9 und 10 perfekt beherrschen, wird Ihnen auch diese letzte Übung keine Mühe bereiten. Sie können Sie am eigenen Körper oder am Körper Ihres Partners durchführen. Zunächst bewegen Sie die Hand über Ihrem Unterarm hin und her (oder über dem Unterarm Ihres Partners). Die Hand sollte sich gerade so viel über dem Unterarm befinden, dass Sie die ausströmende Körperwärme noch spüren können. Als Nächstes senken Sie die Hand ganz langsam, bis Sie die feinen Härchen auf dem Unterarm spüren. Senken Sie die Hand noch weiter, sodass Sie nun die Haut spüren, und drücken Sie dann ganz sacht tiefer und tiefer, bis Sie zuerst die Muskeln und dann den Knochen spüren. Anschließend lockern Sie den Druck, fahren ganz langsam wieder nach oben und erspüren dabei erneut jede einzelne Schicht, bis Sie wieder über dem Arm an der Ausgangsposition angelangt sind. Führen Sie diese Übung langsam aus. Sie wird Ihr Feingefühl auf ganz neuartige Weise schärfen.

2 Das richtige Ambiente für orgastische Höhenflüge

»Nichts kann die Seele heilen als die Sinne, so wie nichts die Sinne heilen kann als die Seele.«

Oscar Wilde

Auch wenn es noch so verlockend erscheint, geradewegs zu den Geschlechtsteilen vorzudringen und mit ihrer Stimulierung zu beginnen, eines sollten wir nicht vergessen: Sex ist eine Ganzkörpererfahrung. Konzentriert man sich ausschließlich auf den Intimbereich, dann ist das ein bisschen so, wie wenn man ein Solo auf einer Piccolo-Flöte spielt, wo man doch eigentlich eine ganze Symphonie der Sinnenfreuden orchestrieren könnte, ein Konzert für alle Sinne, eine lustvolle Komposition, die Sehsinn, Hörsinn, Geruchssinn, Geschmackssinn und Tastsinn auf feine, variantenreiche und aufregende Weisen vereint. Um ein solch feuriges Ensemble zu entfachen, kann ein wenig Vorarbeit nicht schaden.

Ihr gewöhnliches Schlafzimmer in eine behagliche Liebeshöhle zu verwandeln, ist gar nicht so umständlich, wie

Sie vielleicht denken. Ein Großteil dessen, was Sie dazu brauchen, findet sich vermutlich ohnehin in Ihrem Haushalt, obgleich Sie wohl noch nie daran gedacht haben, das ein oder andere Utensil für *derlei* Zwecke zu benutzen (ein Löffel zum Beispiel ist nicht nur ein Löffel). Einige Requisiten, die wir empfehlen, mögen Ihnen naheliegend erscheinen (wie etwa Gleitcreme oder Massageöl). Doch die Unerfahrenen unter Ihnen neigen leicht zu typischen Anfängerfehlern, weil sie unsicher sind, welche Produkte sie auf welchen Körperstellen verwenden können. (Natürlich können Sie auch durch praktisches Herumprobieren selbst herausfinden, wo man sich das Massageöl besser *nicht* hinschmiert, aber glauben Sie uns: Auf diese Erfahrung können Sie gut und gerne verzichten.)

Damit Sie auch garantiert einen bacchantischen Rausch der Sinnesgenüsse erleben, geben wir Ihnen in diesem Kapitel eine Strichliste an die Hand mit all den Dingen, die Sie tun oder besorgen sollten, bevor es so richtig heiß wird. Ein paar einfache Maßnahmen genügen, und Ihr verzückter Partner wird sich königlich freuen über all den Liebeszauber, der verlässlich seine Wirkung tut.

In feuchter Erwartung: Gleitmittel – ein Muss

Gleitmittel sind ein Muss, wenn Ihre Hände an den Intimbereich kommen. Diese Schmiermittel (Gel oder Cremes) dienen dazu, die Reibung zu mindern, damit Ihre Hände buchstäblich reibungslos über die Genitalien streichen und sie in Erregung versetzen können. Ohne ist es ein eher raues und trockenes Vergnügen. Anfangs mag ein wenig Speichel zum Befeuchten genügen, aber sofern Sie kein Meister im Sabbern sind, ist diese feuchte Quelle irgendwann versiegt, und zudem verdunstet der abgesonderte Speichel rasch. Die Vagina einer Frau kann zwar eine natürliche Feuchte entwickeln, aber selbst diese Quelle kann vertrocknen – auch wenn die Frau erregt ist. Diese natürliche Scheidenfeuchtigkeit ist abhängig etwa von eingenommenen Medikamenten, vom Menstruationszyklus oder davon, ob sie ausreichend viel getrunken hat. Zum Glück lassen sich all diese Probleme mit einem gekauften Ersatzmittel im Handumdrehen lösen. Benutzen Sie eine Gleitcreme aber keinesfalls als praktische Ausrede, um über die Wünsche und Bedürfnisse Ihres Partners hinwegzuwischen. Sie sollten beide noch immer Lust und Spaß empfinden an dem, was Sie tun. Es gibt drei verschiedene Arten von Gleitcremes: wasserbasierte Cremes, silikonbasierte Cremes und homöopathische Cremes. Welche zu welchen Zwecken am besten geeignet sind, lesen Sie hier:

Wasserbasierte Cremes

Wie der Name schon sagt, handelt es sich um Cremes, die aus Wasser gemacht sind. Sie sind daher besonders geeignet für Kondome und für den inneren Scheidenbereich der Frau. Grund: Im Gegensatz zu ölbasierten Cremes greifen sie das Gummi des Kondoms nicht an und verursachen keine Scheidenentzündungen. Zudem sind sie preiswert zu bekommen, hinterlassen keine Flecken auf Textilien und sind in allerlei Geschmacksrichtungen, Farben und Konsistenzen zu haben. Der einzige Nachteil ist, dass sie schnell verdunsten. So kann es sein, dass sie während des Akts immer wieder nachträglich Creme auftragen oder Wasser aufspritzen müssen, was die bereits verwendete Creme wieder schmierfähiger macht. Dennoch erfreuen sich wasserbasierte Gleitcremes größter Beliebtheit – und das spricht für sich. Im Folgenden eine kleine Übersicht im Handel erhältlicher guter bis sehr guter Marken: Blausiegel Gel, chaps

---

Safer Sex – auf Nummer sicher

Man kann es nicht oft genug sagen: Sich vor sexuell übertragbaren Krankheiten zu schützen, ist oberstes Gebot, insbesondere wenn Sie und Ihr Sexualpartner keine feste Beziehung miteinander haben oder sich keinem einschlägigen Test zu deren Nachweis unterzogen haben. Die meisten von uns wissen zwar, dass

---

beim Vaginal- oder Analverkehr Kondome und beim Oralverkehr Dentalgummis ratsam sind, aber oft sind wir völlig ahnungslos, wenn es darum geht, welche vorbeugenden Maßnahmen (wenn überhaupt) wir beim Einsatz der Hände treffen sollten. Hier der Rat aus erster Hand: Im Allgemeinen ist der Handkontakt mit Genitalien eine der sichersten Arten im intimen Liebesspiel mit einem Sexualpartner. Vorausgesetzt, man hat keine Risse, Schnitte oder sonstigen offenen Wunden an den Händen, bietet das Handspiel einen ziemlich sicheren Schutz gegen HIV, Chlamydien, Gonorrhö (Tripper) und viele andere sexuell übertragbare Krankheiten. So weit, so gut. Dennoch sollte man andere Risiken bedenken. So können etwa durch den genitalen Handkontakt Herpesviren oder das Humane Papilloma-Virus (HPV) übertragen werden, das für verschiedene Warzenarten im Genitalbereich verantwortlich ist. Und falls Sie an den Händen offene Wunden haben, sind Sie auch anfällig für das HI-Virus. Um diesen Risiken vorzubeugen, können Sie sich und Ihren Partner schützen, indem Sie Latex-, Vinyl- oder Nitrilkautschuk-Handschuhe benutzen. Allerdings sollten Massageöle oder andere ölbasierte Stoffe damit nicht in Berührung kommen, da das Öl die Materialien angreift und brüchig macht. Ob die Handschuhe dicht sind, lässt sich leicht herausfinden: Blasen Sie einfach hinein und prüfen Sie, ob an irgendeiner Stelle Luft entweicht. Wenn ja, einfach ein neues Paar benutzen.

Gel, condomi lu:b, durex play, K-Y Femilind und Ritex Gel. Am besten, Sie probieren erst mit einer kleinen Packung aus, ob es Ihnen zusagt.

Folgende Gleitmittel erhalten Sie über das Internet:

K-Y Jelly: Dieses Gel wurde für die gynäkologischen Praxis entwickelt. Da es ursprünglich für medizinische und nicht für liebestechnische Zwecke entwickelt wurde, fängt es schnell an zu kleben und gehört nicht zu unseren Favoriten.

Astroglide: Dieses Gleitmittel ist eine eher zufällige Erfindung, die ein Techniker der NASA machte, als er Kühlsysteme für Space Shuttles entwickelte. Es hat einen süßlichen Geschmack und ähnelt in seiner Konsistenz der natürlichen Scheidenflüssigkeit. Nachteil: Es enthält Glycerin, eine Zuckerart, die bei Frauen, die dazu neigen, Pilzinfektionen hervorrufen kann.

Liquid Silk: Es sorgt für optimale Durchfeuchtung und lang anhaltende Geschmeidigkeit – ein eindeutiger Vorteil, wenn Sie Ihr Liebesspiel nicht ständig unterbrechen wollen, um noch ein bisschen davon aufzutragen. Liquid Silk ist zudem glycerinfrei.

Silikonbasierte Cremes

Lange Zeit hat man diese Substanz für Feuchtkondome verwendet. Heute sind sie auch für den praktischen Gebrauch erhältlich. Sie sind zwar etwas teurer als wasserbasierte Mittel, aber nicht wenige schwören auf sie. Im Gegensatz zu wasserbasierten Gleitcremes halten sie stundenlang und lösen sich nicht auf, wenn sie mit Wasser in Berührung kommen (bringen also auch Spaß unter der Dusche oder im Swimmingpool). Allerdings sollten Sie die Creme nicht unbedingt auf Sexspielzeugen verteilen, da sie leicht daran kleben bleibt.

Homöopathische Cremes

Falls Sie merken, dass Sie zu Schleimhautreizungen neigen oder einfach sonstige Vorbehalte haben, können Sie auf natürliche Alternativen zurückgreifen. Homöopathische Cremes sind meist wasserbasiert und enthalten Auszüge aus Früchten oder Kräutern. Und da sie keinerlei künstliche Zusatzstoffe beinhalten wie Farbstoffe, Geschmacksstoffe oder Konservierungsstoffe, rufen sie höchst selten Juckreiz, Schleimhautreizungen oder Entzündungen hervor. Zudem greifen sie das Latex in Kondomen oder Diaphragmen nicht an. Die Marke Sylk können wir empfehlen.

Massageöl für sinnlicheren Sex

Massageöl auf die Haut des Partners zu gießen ist ein wahrhaft dekadentes Vergnügen – ein bisschen so wie heiße Schokosauce auf Vanilleeis. Eine erotische Massage mit einem Körperöl eignet sich hervorragend, um sinnliche Entspannung zu erleben, den Körper zu wärmen und sich auf sexuelle Höhenflüge einzustimmen. Idealerweise streichen Ihre Hände sanft über die Haut Ihres Partners und hinterlassen keine roten Reibstellen. Damit einer streichelzarten Massage nichts im Wege steht, halten Sie am besten ein Fläschchen Massageöl parat.

Massageöle der verschiedensten Sorten gibt es in Apotheken, Drogerien oder Reformhäusern zu kaufen. Aber Vorsicht: Preisunterschiede beachten! Hier ein paar der beliebtesten Sorten:

Kokosöl: Das Öl der Kokosnuss, das Kokosfett, ähnelt unserem natürlichen Hautfett. Von daher zieht es rasch ein und hinterlässt keinen unangenehmen Fettfilm auf der Haut. Zudem schützt es die Haut lang anhaltend vor Austrocknung und erspart so ein ständiges Nachcremen. Darüber hinaus wirkt es antimykotisch, antibakteriell und zeichnet sich durch eine lange Haltbarkeit aus. Und nicht zu vergessen – der betörend exotische Duft, der Lust macht auf Urlaub, Strand und Meer... und Sex. Kokosöl kann auch als Gleitmittel verwendet werden und ist eindeutig unser Favorit. Wir empfehlen unraffiniertes, natives Kokosöl. Es riecht nach purem Kokos!

Mandelöl: Keine Bange – Sie riechen danach nicht wie eine taube Nuss; raffiniertes Mandelöl ist so gut wie geruchsneutral. Es wird vor allem in der Aromatherapie mit anderen naturreinen Duftölen verwendet.

Sesamöl: Sesamöl wird häufig im Ayurveda verwendet, der traditionellen indischen Heilkunst. Es gilt als gesundheitsförderlich, soll den Blutkreislauf anregen sowie gegen Darmträgheit und Blähungen helfen.

Traubenkernöl: Wer ein leichteres Öl bevorzugt, probiert es am besten mit diesem. Es ist weniger fetthaltig und zieht leicht in die Haut ein.

Avocadoöl: Dieses dunkelgrüne Öl ist zwar etwas teurer, aber die Ausgabe lohnt sich, vor allem um spröde und trockene Haut schnell und zuverlässig zu glätten.

Die genannten Öle (Basisöle) können allesamt pur zu Massagezwecken verwendet werden. Gemischt mit ätherischen Ölen (das sind lösliche Extrakte aus Pflanzen, Früchten oder Kräutern) werden sie zu einem Dufterlebnis der besonderen Art, denn ätherische Öle sind für gewöhnlich sehr duftintensiv. Wenige Tropfen genügen, und der Raum ist erfüllt von einem betörenden Duft.

Damit nicht genug: Der bloße Hauch eines bestimmten Dufts kann enorme Auswirkungen auf die Stimmung haben. Falls Sie Ihren Liebesabend also in eine gewisse Richtung steuern wollen, hier ein paar dufte Tipps mit großer Wirkung:

Entspannend wirken: Zypresse, Lavendel, Orange, Patschuli.
Belebend wirken: Zeder, Jasmin, Pfefferminz (sehr intensiv, daher nur wenige Tropfen).
Betörend wirken: Rose, Sandelholz, Vanille, Ylang-Ylang.

Achtung: Da ätherische Öle höchst konzentriert sind, sollten sie nie direkt auf die Haut aufgetragen werden, denn sie können höllisch brennen. Träufeln Sie stattdessen wenige Tropfen in ein Basisöl (oder halten Sie sich einfach an die Gebrauchsanweisung, die auf jeder Flasche steht). Und da ätherische Öle schnell verdunsten, schrauben Sie die Flasche nach Gebrauch jedes Mal wieder fest zu – sonst war der erste Tropfen schon der letzte. Ein paar letzte Hinweise:

– Falls Sie Bedenken haben wegen der Sudelei, mit der man bei einem Massageöl wohl oder übel rechnen muss, und Sie keine Lust auf das Großreinemachen danach haben, dann greifen Sie alternativ zu einer Massagecreme. Ist vielleicht nicht ganz so erotisch wie ein Öl, dafür fließt sie nicht so leicht davon und haftet dort, wo Sie sie haben wollen (auf der Haut und nicht auf dem Laken).

- Haushaltsöle sind kein Ersatz. Warum nicht einfach das Bräunungsöl, Olivenöl oder die Feuchtigkeitslotion nehmen, die sich sowieso im Schrank findet, mögen Sie sich fragen. Glauben Sie uns: Sie werden es bereuen! Zum einen ziehen Olivenöl und Bräunungsöl nicht rasch in die Haut ein, weshalb Sie sich vorkommen werden wie in Butter getaucht. Feuchtigkeitslotionen hingegen ziehen zu rasch ein, und so kann es sein, dass die Niveaflasche leer ist, bevor der Spaß überhaupt begonnen hat. Und falls Sie die Haut danach küssen oder lecken wollen, werden Sie nicht begeistert sein, denn Bräunungsöle und Feuchtigkeitslotionen schmecken wegen allerlei chemischer Zusatz- und Konservierungsstoffe einfach scheußlich. Kurzum: Lassen Sie besser die Hände davon.

- Wer empfindliche Haut hat oder zu allergischen Reaktionen neigt (insbesondere auf Nüsse), sollte sich die Inhaltsstoffe der Massageöle sorgfältig durchlesen und eventuell Produkte vermeiden, die Farb-, Duft- oder Konservierungsstoffe beinhalten. Wer nicht sicher ist, wie er auf das ein oder andere Öl reagiert, sollte zunächst einen winzigen Klecks auf dem Handgelenk verreiben und die Stelle 24 Stunden lang beobachten. Beginnt es zu jucken oder wund zu werden, war es wohl nicht das richtige.

– Wir sind zwar keine Genies in Sachen Chemie, aber so viel wissen wir: Massageöle und Gummi vertragen sich nicht. Kondome sowie Dentalgummis und Diaphragmas sind üblicherweise aus Latex. Und Latex wird brüchig, wenn es mit Öl in Berührung kommt. Halten Sie also beides immer fein säuberlich voneinander getrennt. Alternative: Benutzen Sie ein sogenanntes Femidom, ein Kondom für die Frau. Es besteht aus weichem Vinyl und kann daher (im Gegensatz zu Latex) auch mit ölbasierten Gleitmitteln verwendet werden.

– Ein Massageöl sollte keinesfalls im Innern der Scheide oder auf den Genitalien des Mannes angewendet werden, vor allem, wenn Intimverkehr nicht ausgeschlossen ist. Grund: Das Öl kann in der Vagina haften bleiben und Infektionen verursachen. Die Ausnahme bildet Kokosöl, das aufgrund seiner antimykotischen Wirkung nachweislich eine gesunde Scheidenflora fördert. Ganz allgemein aber gilt: Wenn Sie auf Nummer sicher gehen wollen, greifen Sie am besten auf ein handelsübliches Gleitmittel zurück.

So zaubern Sie ein Liebesnest für heiße Stunden

Eine behagliche Wohlfühlatmosphäre ist der Schlüssel zu einem Rausch der Sinne. Und falls Sie nun sofort an ein richtiges Nest denken, sprich das Bett, so denken Sie gar nicht verkehrt. Falls Ihr Bett allerdings mit Kissen bedeckt ist, könnten diese etwas hinderlich sein, wenn Sie Ihr Liebesspiel mit einer erotischen Massage beginnen wollen. Zögern Sie nicht, und verfrachten Sie überflüssige Kissen und Decken kurzerhand auf den Boden. Eine große Futonmatratze auf dem Fußboden ist eine prima Alternative; oder falls Sie bereits eingefleischte Massagegenießer sind, ist vielleicht die Anschaffung eines faltbaren Massagetisches eine Überlegung wert. Dafür müssen Sie zwar gut und gerne ein paar Hundert Euro hinblättern, aber dafür kommen Sie auch in den Genuss jeder Menge Vorteile. Nicht nur, dass Sie den Kopf bequem in den dafür vorgesehenen praktischen Hohlraum legen können (die Kopf-/Gesichtsstütze, wie es im Fachjargon heißt), sondern der Tisch ist meist auch höhenverstellbar, sodass Kleine wie Große in der jeweils idealen Höhe zu Werke gehen können. Und falls Sie irgendwann am liebsten übereinander herfallen wollen, dann nichts wie los und einfach hinaufgeklettert! Ob klappbar oder nicht, Geräte von guter Qualität halten normalerweise bis zu 250 Kilogramm bequem aus – auch wenn es einmal heftiger zur Sache geht.

Egal, wo Sie sich wälzen wollen, ein paar Laken sollten Sie immer unterlegen, vor allem, wenn Sie vorhaben, Massageöl zu verwenden. Das macht nämlich unschöne Flecken, die sich nur schwer wieder entfernen lassen. Und falls Sie Sorge haben, das Öl könnte durch die Laken dringen, legen Sie Handtücher oder eine wasserfeste Picknickdecke darunter. Auch ein zweites Laken parat zu haben kann mitunter ganz praktisch sein: Falls Ihr Partner sich nicht ganz entblößen möchte, werfen Sie ihm ein Laken über die entsprechenden Körperteile (Sie können damit auch die Körperbereiche bedeckt halten, denen Sie sich gerade nicht widmen, um sie warm zu halten). Wenn Sie die Laken reinigen wollen, bedenken Sie, dass viele Waschmittel die Massageölflecken nicht vollständig entfernen. Benutzen Sie stattdessen Geschirrspülmittel. Behandeln Sie die Flecken damit vor, ehe Sie die Laken zusammen mit anderen Wäschestücken in die Maschine geben, und geben Sie dann erst Waschmittel zu. Oder geben Sie einen Teelöffel Geschirrspülmittel zusammen mit dem Waschmittel in den Spülgang (nicht mehr, denn sonst schäumt die Waschmaschine buchstäblich über).

Last, but not least: Benutzen Sie immer mehrere Handtücher in unterschiedlichen Größen. Damit lassen sich nicht nur ölige Flecken und andere Flüssigkeiten auftupfen, sondern sie lassen sich auch zu zweckmäßigen Kissen zusammenrollen, als Nackenrolle etwa oder Beinauflage. Mit einem kleinen Extrapolster können Sie sich ganz bequem in die richtige Stellung bringen und sich ganz neue stimulierende Erfahrungen eröffnen.

Das richtige Licht für richtig guten Sex

Die Beleuchtung ist für ein erotisches Ambiente überaus wichtig, weswegen wir uns oft wundern, dass die meisten von uns sich auf zwei Varianten beschränken: Aus und An. Wenn Sie künftig mehr Spielraum möchten zwischen stockdunkel und grellhell, dann lohnen sich ein paar Euro für einen Dimmer, den Sie in jedem Baumarkt bekommen. Keine Sorge, ein Dimmer lässt sich leicht installieren (eine Gebrauchanweisung liegt meist bei, und alles, was Sie dazu brauchen, ist ein Schraubenzieher). Mit einem Dimmer können Sie die Helligkeit der Lampen regeln. Das weiche, schummrige Licht schmeichelt der Haut, ist aber noch hell genug, um Ihrem Partner vom Gesicht abzulesen, ob ihm Ihr Liebesspiel gefällt, es ihn langweilt oder erregt.

Falls Sie keinen Dimmer haben, knipsen Sie eine kleine Tischlampe an und drapieren ein farbiges Tuch darüber. (Achtung: Es sollte die Glühbirne nicht berühren.) Das taucht den Raum in einen wunderbar warmen Schein. Oder stellen Sie eine oder mehrere Kerzen auf. Der flackernde Kerzenschein entzündet Ihr Liebesfeuer im Nu und wirkt romantisch verführerisch. Kerzen aus Soja- oder Bienenwachs sind besonders zu empfehlen. Da handelsübliche Wachskerzen meist aus Parafin bestehen, können die aufsteigenden Dämpfe gesundheitsschädlich sein. (Wir alle kennen es: Oberflächen in Kerzennähe werden rußig und schwarz. Und dieser Dreck gelangt auch in unsere Lungen.) Kerzen aus Soja- oder Bienenwachs dagegen verbrennen sauberer und sind gesünder, was auch unserer Atmung zugute kommt. Ein letzter Sicherheitstipp: Nicht einschlafen, solange Kerzen brennen!

Musik an! oder: Musik macht an!

Nichts ruiniert einen intimen Moment mehr als ein zeitlich völlig ungelegener Anruf der Frau Mama. Also: Schalten Sie sämtliche Telefone und Handys – oder was sonst noch piepsen oder klingeln könnte – aus. Ebenso sollten Sie die Lautstärke an Ihrem Anrufbeantworter herunterdrehen (denn langatmige Ansagen von Freunden oder Verwandten sind ebenfalls ein sicherer Lustkiller). Wenn Sie als Feuerwehrmann oder Notarzt nicht gerade Bereitschaft haben, kann alles andere warten.

Und da einem ungestörten Beisammensein nun nichts mehr im Wege steht, können Sie in aller Ruhe eine passende CD einlegen. Musik wirkt nicht nur stimmungsvoll, sondern sorgt auch dafür, dass Sie beide Ihren ganz speziellen Rhythmus finden. Ob Pop-, Rock- oder Jazzmusik – welche Nummer bringt Ihr Bett zum Wackeln?

Heiß, heißer, am heißesten

Bei frostigen Temperaturen dahinzuschmelzen ist fast ein Ding der Unmöglichkeit. Sorgen Sie also für kuschelige Wärme, und falls Sie es richtig heiß mögen, empfehlen wir eine knisternde Raumtemperatur von rund 27 Grad (helfen Sie notfalls mit einem kleinen Heizlüfter nach). Bevor Sie sich lustvoll zu wälzen beginnen, fragen Sie Ihren Partner, ob ihm warm genug ist. Auch wenn Sie sich gerade wohlfühlen, bedenken Sie, dass das subjektive Wärme-/Kälteempfinden von Mensch zu Mensch unterschiedlich ist. Außerdem wird dem, der gerade den aktiveren Part hat, schneller heiß als dem anderen.

Und denken Sie daran, dass sich auch Hände, Massageöl oder Gleitmittel auf der Haut eiskalt anfühlen können. Reiben Sie die Hände kurz aneinander, bevor Sie Hand anlegen. Öle und Gleitmittel können Sie in der Mikrowelle oder in einer Schale mit heißem Wasser erwärmen, oder Sie verreiben vor dem Auftragen einen kleinen Klecks in der Hand.

Sinnesreize, die buchstäblich unter die Haut gehen

Unsere Haut lechzt geradezu nach abwechslungsreichen Sinnesreizen. So wie unsere Geschmacksnerven rebellieren, wenn wir zwei Wochen am Stück nichts anderes als Cheeseburger essen, möchten die Kontaktnerven unserer Haut ebenfalls mit vielfältigen Reizen verwöhnt werden. Natürlich können Sie mit den Händen ein Verwöhnprogramm starten, den Partner streicheln und sanft kneten – aber das ist nur der halbe Spaß! Wie wäre es mit ein paar Haushaltsgegenständen, um ihn zu liebkosen oder zu kitzeln und so richtig scharf zu machen:

Eiswürfel

Feder

Löffel

Bürste

Stoffe (Seide, Satin, Samt)

(Kunst-)Pelz

Schwämme (zum Beispiel Luffaschwamm)

Waschlappen (am besten ein feuchtwarmer, den Sie in einer Schale mit dampfend heißem Wasser bereithalten)

Kondome – mehr als nur ein »alter Hut«

Klar, Kondome gehören in jede Nachttischschublade, zur Empfängnisverhütung ebenso wie zum Schutz gegen sexuell übertragbare Erkrankungen. Was Ihnen aber vielleicht nicht so klar ist: Die praktischen Gummis sind geradezu multifunktional einsetzbar. Und falls Sie mit den Händen »hintere« Gefilde erkunden möchten (sprich den Analbereich), streifen Sie sich aus Hygienegründen ein Kondom über einen Finger, bevor Sie ihn einführen. Zum einen schützt das den Partner vor sexuell übertragbaren Krankheiten. Zum anderen sollte alles, was in Ihrem After steckte, nicht unmittelbar danach in die Vagina eingeführt werden (Infektionsgefahr!). Ansonsten müssen Sie peinlich genau darauf achten, sich die Hände zu waschen, bevor Sie danach in andere anatomische Gefilde vordringen – und das sorgt für unliebsame Unterbrechungen im Liebesspiel.

Kondome sind das Mittel der Wahl, das für den Gebrauch beim Analsex am häufigsten zum Einsatz kommt. Doch es gibt auch Alternativen wie etwa Dentalgummis, Putzhandschuhe (aus Latex, Vinyl, Nitril) oder Femidome. Aber denken Sie daran, dass Latex brüchig wird, sobald es mit ölbasierten Stoffen in Berührung kommt (Massageöl, Vaseline). Um dies zu umgehen, greifen Sie auf latexfreie Handschuhe zurück.

PS: Wir wissen, dass sich Femidome, Kondome für Frauen, noch nicht so richtig durchgesetzt haben. Doch wir haben sie ausprobiert, und wenn Sie uns fragen ... beide Daumen hoch!

3 Sinnliche Massagen

»Du siehst aus, als könntest du eine Massage vertragen...«

Ein kleiner Satz mit großer (erotischer) Wirkung. Und das aus gutem Grund: Mit den Händen über den Körper zu klopfen, zu kneten und zu streichen macht müde und verspannte Muskeln wieder munter und locker und sendet gleichzeitig eine eindeutige Botschaft an unser Gehirn: *Die reinste Wohltat – mehr davon!* Auch wenn man sich so gar nicht in Stimmung fühlt, wirkt eine Massage wahre Wunder, ist wie ein erotisierendes Aufwärmtraining, bevor Sie zu weiteren lustvollen Abenteuern abheben. Auch wenn Ihr Partner noch so erschöpft oder gestresst ist oder die übliche Pflichtübung einfach nur hinter sich bringen will, versuchen Sie es mal mit einer sanften Massage: Kneten Sie ihm die Schultern oder reiben Sie ihm die Füße, und Sie werden staunen, wie schnell er in Wallung gerät.

Massagen tun einfach gut; unsere Hände wissen üblicherweise ganz von alleine, was sie zu tun haben. Doch falls Sie sich von der großen Masse der Dilettanten abheben und die Messlatte ein wenig höher legen wollen, dann lesen Sie unbedingt weiter. Wir geben Ihnen nicht nur Schritt für Schritt nützliche Anweisungen an die

Hand, sondern bringen auch wichtige Dinge zur Sprache, die viele nicht zu fragen wagen, wie etwa: *Muss mein Partner völlig nackt sein? Sollte ich ebenfalls im Adams-/ Evakostüm zu Werke gehen? Was, wenn er einen Steifen bekommt, während ich ihm die Brust massiere? Was, wenn sie aus heiterem Himmel in Tränen ausbricht?* (Glauben Sie uns: Mittendrin in Tränen auszubrechen kommt öfter vor, als man meinen möchte; wir werden erklären, warum das so ist und was Sie dann am besten tun.)

Schritt 1: Ein paar Grundregeln

Sie können es wahrscheinlich kaum erwarten, anzufangen und Ihre Hände wandern zu lassen. Aber halt, nicht so schnell. Zuallererst sollten Sie – und das mag sich jetzt dumm anhören – miteinander *reden*. Jemanden zu massieren ist schließlich kein gewöhnliches Handwerk. Sie werden staunen, wie unterschiedlich die jeweiligen Erwartungen sein können und wie unangenehm und peinlich es werden kann, wenn Sie mitten im Geschehen feststellen, dass Sie nicht auf der gleichen Welle schwimmen. Vielleicht denken Sie als Masseur *Oh, Mann, das gibt bestimmt die schönste Orgie!*, wohingegen der Massierte sich einfach nur auf eine schöne, entspannende Massagestunde freut.

Derlei Missverständnisse bringen beiden nichts, weshalb Sie besser mit offenen Karten spielen sollten, bevor Sie zur Tat schreiten. Bringen Sie folgende Punkte zur Sprache:

– Was verspricht sich Ihr Partner von der Massage? Will er entspannen? Will er für feurigen Sex auf Touren gebracht werden? Will er Rückenschmerzen lindern oder den Krampf im Fuß loswerden? Oder, oder, oder... Auch als Masseur sollten Sie vorab offen darüber sprechen, was Sie sich erhoffen, und nicht gleich verzweifeln, falls das erwartete Traumszenario Lichtjahre entfernt scheint. Versuchen Sie, einen Mittelweg zu finden. Falls das nicht klappt, einigen Sie sich darauf, dass zuerst derjenige, der massiert wird, seine Wünsche erfüllt bekommt, um sich danach gleichermaßen zu revanchieren. Hat die Massage erst einmal begonnen, ist natürlich alles möglich, und es kann gut sein, das Sie sich beide mittendrin plötzlich anders entschließen. Prima – und wir werden Ihnen an späterer Stelle verraten, wie Sie den Kurs dann auf zartfühlende Weise ändern. Trotzdem hilft es auf jeden Fall, sich vorab zu besprechen, damit Sie möglichst keine Enttäuschungen erleben.

– Was möchte Ihr Partner lieber? Sich zurücklehnen und die Massage einfach nur genießen, ohne einen Finger rühren zu müssen? Oder möchte er selbst auch aktiv sein, während er massiert wird, und Sie ebenfalls berühren? Wenn ja, gilt es zu überlegen, ob Sie als Masseur dies möchten. Einige ziehen es vor, ihre Energie zu 100 Prozent und ohne Ablenkung einzubringen. Andere wiederum empfinden dies als etwas zu einseitig. Aber vielleicht probieren Sie es einfach mal aus und betrachten es als einen erfrischenden Tempowechsel, denn ein sexueller Austausch beruht bekanntlich ja auf einem Nehmen und Geben. Das kann durchaus Spaß machen und sogar als kleines Rollenspiel taugen (Masseuse/Kunde, Maharadscha/Kurtisane), zumal es die Fantasie anregen und eine lustvolle, ganz neue Erfahrung sein kann.

- Was würden Sie beide gerne tragen? Oder wollen Sie lieber nackt sein? Klar, Kleider können mitunter etwas hinderlich sein, was Sie umgehen, wenn Sie von vornherein nackt sind und damit sozusagen freie Hand haben. Aber falls Sie sich leicht genieren, sich noch nicht so gut kennen oder sich einfach nur eine etwas geheimnisvolle Aura geben wollen, schlüpfen Sie in einen Badeanzug oder eine lockere, weite Hose. Sie können auch dehnbare Yogakleidung oder einen Sarong anlegen, oder Sie verhüllen sich einfach mit einem Tuch – wie es viele professionelle Masseure tun. Sie können auch ein Laken oder ein Handtuch nehmen, um bestimmte Körperpartien bedeckt zu halten, der Körper an sich aber sollte nicht in Stoffe oder Kleidung eingezwängt sein.

- Wie lange soll die Massage dauern? Wollen Sie Pausen machen? Um zu einem angenehmen Massagetempo zu finden und nicht zu ermüden, ist es sinnvoll, sich im Vorfeld auf einen groben Zeitrahmen zu einigen. Daran kann sich auch Ihr Partner orientieren, der unter Ihren Händen schläfrig oder, im umgekehrten Fall, zappelig werden könnte.

– Möchte Ihr Partner, dass Sie Massageöl verwenden oder Gleitmittel auf die Genitalien auftragen? Damit sollten Sie ihn nämlich auf keinen Fall überfahren. Klären Sie auch mögliche Allergien ab oder ob er zu Ausschlägen, Pilz- oder Harnwegsinfektionen neigt. So können Sie entsprechende Produkte meiden und bösen Überraschungen vorbeugen.

– Gibt es gewisse Körperstellen, für die sich Ihr Partner besondere Zuwendung wünscht? Auch wenn Sie als Masseur die Antwort zu kennen glauben, fragen Sie trotzdem nach. Sie werden erstaunt sein, wo Ihr Partner die Berührungen als besonders sinnlich empfindet – etwa wenn Sie ihn hinter den Ohren kraulen oder an den Knien. Genauso aber sollten Sie wissen, welche Körperstellen tabu sind. Manch einer ist am Bauch oder den Füßen besonders kitzlig, was jede Berührung dort zur reinsten Qual machen würde; manch anderer dagegen kann einer Schultermassage so gar nichts abgewinnen. Haben Sie eventuelle Tabuzonen im Vorfeld geklärt, steht einer individuellen, lustvollen und umso entspannteren Massage nichts mehr im Wege.

Schritt 2: Die optimale Vorbereitung

Nun, da alles so weit besprochen und geklärt ist, können Sie sich dem Eigentlichen zuwenden. Beachten Sie dabei folgende Punkte:

Nägel schneiden/feilen

Zugegeben, lange Fingernägel haben einen gewissen raubtierhaften Sexappeal, doch ist ihr Reiz ganz schnell dahin, sobald man die Krallen zwischen den Schultern spürt. Tun Sie Ihrem Partner den Gefallen und vergewissern Sie sich, dass Ihre Nägel nicht länger als ein bis zwei Millimeter über die Fingerkuppen stehen. Falls Sie zu den Nägelkauern gehören, sollten Sie alle rauen und abgenagten Ränder glatt feilen, die an der Haut kratzen könnten. Leiden Sie unter trockenen Händen, vollbringt ein Massageöl (insbesondere Kokosöl) wahre Wunder, um sie zart und weich zu machen. Eine andere Methode, um raue Stellen zu glätten: Bereiten Sie ein Salzpeeling zu, indem Sie Salz und Kokosöl mischen (ein Teelöffel Salz auf einen Esslöffel Kokosöl).

Wählen Sie die richtige Tageszeit

Gut möglich, dass Sie während einer Massage im Handumdrehen entschlummern, auch wenn Sie zu den eher quirligen Typen gehören. Um das zu vermeiden, legen Sie die Sitzung in eine Zeit, in der Sie munter genug sind, um die Massage in vollen Zügen zu genießen.

Der kulinarische Genuss kann warten

Schwere Mahlzeiten und Massagen vertragen sich aus mehreren Gründen nicht gut. Zum einen liegt es sich mit vollem Bauch etwas unbequem. Zum anderen fließt nach einem Mahl das Blut geradewegs in die Verdauungsorgane, wohingegen die Massage versucht, den Blutfluss durch den ganzen Körper anzuregen – ein aussichtsloser Kampf. Sie sollten die Massage daher frühestens auf eine Stunde nach der letzten Mahlzeit legen. Oder Sie nehmen vorher nur leichte Kost zu sich und freuen sich auf den kulinarischen Hochgenuss danach.

Schritt 3: Die richtige Atmung

An das Atmen an sich (Sie wissen schon, Luft einziehen und ausstoßen) müssen wir Sie wahrscheinlich nicht extra erinnern, auch nicht vor einer Massage. Trotzdem gibt es einige Atemtechniken, mit denen Sie den Wohlfühleffekt der Massage steigern können.

Tief einatmen

Viele von uns atmen während einer Massage viel zu flach. Erinnern Sie Ihren Partner, während der Massage tief und langsam einzuatmen, und zwar durch den Mund, so als ob er an einem Strohhalm ziehen würde, und dann kräftig auszuatmen – wie bei einem langen Seufzer. Viele machen auch den Fehler und atmen nur in die Brust. Dabei ist es wichtig, dass sich auch der Bauch bläht, um die Lungen ordentlich aufzupumpen. Je tiefer und langsamer die Atmung ist, umso entspannter und weicher sind die Muskeln – und umso genussvoller ist die Massage.

Atmen Sie miteinander im gleichen Rhythmus

In manchen Kulturen gilt das synchrone Einatmen und Ausatmen als eine enge Bindungserfahrung. In der alten Tradition der Maori, des Eingeborenenstamms Neuseelands, gilt es sogar als ein intimerer Akt als der Geschlechtsverkehr selbst. Wir sind nicht sicher, ob wir es hier bei uns so weit schaffen, dennoch: Ein gemeinsamer Atemrhythmus ist eine schöne Methode, um die gleiche Wellenlänge zu bekommen und sich auf einer ganz neuen Ebene auf die körperlichen Schwingungen des Partners einzustimmen. Versuchen Sie es ein paar Minuten lang zu Beginn und am Ende der Massage oder – falls es Ihnen gut gelingt – auch länger. Oder variieren Sie, indem der eine einatmet, während der andere ausatmet. In den Traditionen des Tantra (des spirituellen Pfads zur Erleuchtung durch sinnliche körperliche Erfahrungen) ermöglicht das bewusste Atmen den Austausch der Energien, und wer weiß, vielleicht verschmilzt es sogar ein bisschen die Seelen. Probieren Sie es aus!

Schritt 4: Bringen Sie sich in Stellung

Es gibt mehr als nur eine Art, jemanden zu massieren (oder massiert zu werden). Und da jeder dafür anders gerüstet ist – Bett, Boden oder Massagetisch vorzieht –, ist es hilfreich, das Repertoire der Möglichkeiten zu kennen. Einige mögen ziemlich naheliegend erscheinen, und doch gibt es für jede Stellung kleine Tricks und Kniffe, die für mehr Entspannung auf beiden Seiten sorgen:

- Ihr Partner liegt auf dem Bauch oder Rücken, während Sie mit gespreizten Beinen im Reitersitz auf Po oder Becken sitzen. Achten Sie aber darauf, dass Sie nicht mit Ihrem ganzen Gewicht auf diese Körperpartien drücken.
- Ihr Partner liegt auf dem Bauch oder Rücken auf einem Massagetisch, Bett oder einer anderen Oberfläche, während Sie seitlich neben ihm stehen. Um Druck und Kraft optimal ausüben zu können, stehen Sie am besten breitbeinig und mit leicht durchgedrückten Knien.

- Ihr Partner liegt auf dem Bauch oder Rücken, während Sie seitlich neben ihm knien. Da das Knien mit der Zeit sehr schmerzhaft werden kann, schieben Sie sich ein Kissen unter oder erwägen Sie folgende Alternative: Setzen Sie sich so hin, dass Sie ein Bein als Stütze unter das andere winkeln, das Sie leicht ausgestreckt halten. In dieser Position können Sie das ausgestreckte Bein auch unter den Kopf des Partners schieben, der sich so sehr geborgen fühlen und vor allem die Gesichts-, Kopf- oder Armmassage sehr genießen kann.

- Ihr Partner liegt auf der Seite, während Sie seitlich neben ihm stehen oder knien. Vor allem Schwangere, denen eine Bauch- oder Rückenlage oft gar nicht möglich ist, empfinden diese Position als sehr angenehm.

- Ihr Partner liegt auf dem Rücken, während Sie zwischen seinen Beinen sitzen, welche angewinkelt und locker um Ihre Hüften liegen. Diese Position ist ideal für Leute mit Schmerzen im unteren Rückenbereich oder der Achillessehne, da sie die Spannung löst. Sie können die Beine Ihres Partners auch anheben, sodass diese auf Ihrer Brust oder Schulter liegen.

- Ihr Partner sitzt im Fersensitz, beugt den Rumpf, sodass der Kopf mit der Stirn auf dem Boden zu liegen kommt, während Sie mit gespreizten Beinen hinter ihm stehen. Der ein oder andere kennt diese Stellung vielleicht aus Pilates- oder Yoga-Kursen, wo sie »Die Stellung des Kindes« oder »Zusammengerolltes Blatt« heißt. Fangen Sie nun sanft an, Rücken- und Nackenmuskulatur zu kneten. Das dehnt und entspannt und wirkt wahre Wunder.

»Heavy Petting«: Einige Grundregeln

Im nächsten Kapitel zeigen wir Ihnen spezielle Techniken für verschiedene Körperpartien. Doch zunächst einige allgemeine Ratschläge, die das Gesamterlebnis verbessern.

Wie massiere ich richtig?

Für eine wunderbare Ganzkörpermassage genügen ein paar wenige Griffarten. Mit den folgenden drei werden Sie zu einem echten Massagemeister:

– Das Streichen: Verwenden Sie dafür Massageöl und drücken Sie Handflächen und Fingerkuppen fest in die Haut des Partners. Streichen Sie langsam von Ihrem eigenen Körper weg. Dann beschreiben Sie mit den Händen einen Kreis und streichen langsam zurück zum Ausgangspunkt – entweder auf der gleichen Linie oder in einem weiteren, ovalen Bogen. Je länger Sie streichen, desto wohltuender und entspannender wird Ihr Partner die Berührung empfinden. Geeignet ist diese Massage für Rücken, Arme, Brust und Beine.

– Das Bürsten: Streichen Sie mit Fingerkuppen, Fingernägeln oder dem Handrücken ganz zart und leicht über die Haut, sodass Sie sie kaum berühren. Diese Technik stimuliert die Nervenenden und verleiht der Massage eine sehr sinnliche Note. Versuchen Sie es auch mit leichten Kreisbewegungen an Bauch, Brüsten/Brust oder auf dem Gesicht. Oder Sie variieren und gehen in der Abwärtsbewegung des Streichens zum Bürsten über. Der Kontrast beim Kombinieren von festen und zarten Berührungen versetzt die Haut (und Ihren Partner) in prickelnde Schwingungen.

– Das Kneten: Angespannte Muskeln werden unter diesem Griff butterweich. Er wirkt besonders an Schultern, Po und Hinterbeinen wahre Wunder. Formen Sie mit Daumen und Zeigefinger jeweils ein C, um die Haut gut fassen und kneten zu können. Sie können mit beiden Händen abwechselnd kneten, oder die beiden »Cs« gegeneinander schieben, um auch größere Muskelgruppen gut durchkneten zu können (beispielsweise am Po). Achten Sie darauf, immer genug Haut zu erfassen, um Ihren Partner nicht zu kneifen oder zu zwicken, denn das kann sehr schmerzhaft sein.

Immer sachte – In der Ruhe liegt die Kraft

Zu schnell und überstürzt ans Werk zu gehen, ist unter Laien der Fehler Nummer eins schlechthin. Versuchen Sie, Ihr Tempo dem Atmungsmuster Ihres Partners anzupassen, und führen Sie nur eine Knet- oder Streichbewegung aus, während er ein- oder ausatmet (das kann je nach Entspannungszustand zwischen vier und acht Sekunden dauern). Falls Sie dabei ins Keuchen kommen oder gar in Schweiß ausbrechen, dann massieren Sie eindeutig zu schnell. Eine Massage ist schließlich kein schweißtreibendes Herz-Kreislauf-Training. Bedenken Sie auch, dass Muskeln Zeit brauchen, um locker zu werden. Also achten Sie darauf, dass Sie nicht zu schnell zu fest kneten, sonst verspannen die Muskeln nur noch mehr. Lassen Sie die Finger eher sanft in Haut und Muskeln einsinken. Die Massage sollte sich langsam aufbauen, ganz allmählich fester werden und am Ende sanft ausklingen.

Nicht zu hart – nicht zu weich

Wenn ein Mann eine Frau massiert, begeht er zumeist den Fehler, dass er sie mit seiner Kraft fast erdrückt. Umgekehrt sind die Streicheleinheiten der Frau oft derart fein und zart, dass der Mann rein gar nichts spürt. Sprechen Sie mit Ihrem Partner darüber, um ein Gefühl für sein Empfinden zu bekommen. Fragen Sie aber nicht einfach: »Wie fühlt sich das an?« Denn mehr als ein »schön« oder

»gut« werden Sie als Antwort nicht bekommen, vielleicht aus purer Höflichkeit oder weil die meisten gar nicht wissen, wie gut sich eine Massage anfühlen kann. Fragen Sie stattdessen: »Lieber fester oder lieber weicher?« Auf diese Weise kann Ihr Partner seine Wünsche äußern, ohne gleich das Gefühl zu haben, Ihre Anstrengungen zu kritisieren.

Tränenbäche – Keine Panik

Während einer Massage können die seltsamsten Dinge passieren... auch, dass Ihr Partner aus heiterem Himmel und ohne ersichtlichen Grund seine Tränenschleusen öffnet. Auslöser dafür ist die Stimulation eines Punktes, in dem schmerzliche Erinnerungen und Emotionen gespeichert sind – so zumindest die Meinung einiger Massagetherapeuten. Andere sehen die Erklärung darin, dass während einer entspannenden Massage schlicht alle Dämme brechen können. Wie dem auch sei – kein Grund zu erschrecken oder zu zweifeln. Im Gegenteil: Weinen ist ein gutes Zeichen! Überlegen Sie doch mal: Die meisten Menschen fühlen sich sehr viel besser, nachdem sie geweint haben, oder? Denkbar ist auch, dass das Weinen Ihrem Partner unangenehm oder gar peinlich ist. In diesem Fall ist es Ihre Aufgabe, ihm zu vermitteln, dass es für Sie ganz und gar kein Problem darstellt. Aber wie?

Was auch immer Sie tun, zeigen Sie sich auf gar keinen Fall entsetzt. Zu fragen »Stimmt etwas nicht?« schickt sich ebenfalls nicht, denn das setzt automatisch voraus, *dass* etwas nicht stimmt, und Ihr Partner fühlt sich nur noch unwohler. Schauen Sie ihm stattdessen direkt in die Augen und fragen Sie: »Möchtest du, dass ich weitermache, oder sollen wir eine Pause einlegen?« Möchte er eine Pause, halten Sie unterdessen leichten Körperkontakt, nehmen Sie seine Hand oder streichen Sie ihm behutsam über die Schulter. Damit vermitteln Sie auf subtile Weise, dass Sie den unvermittelten Tränen-Zwischenfall nicht als abschreckendes Drama ansehen. Im Gegenteil, gut möglich, dass Sie beide dadurch einander noch näher kommen.

Zum Ende hin – Langsam ausstreichen

Am Ende der Massage, wenn Sie Ihren Partner nach allen Regeln der Kunst sanft berührt und geknetet haben, wird er geradezu zerfließen vor Dankbarkeit. Aber halt: Holen Sie ihn jetzt bloß nicht zu schnell in die reale Welt zurück. Nach einer Massage fühlt sich manch einer benommen, hat wackelige Beine, kippt beim Aufstehen um oder wird gar ohnmächtig. (Glauben Sie uns, alles schon passiert!) Am besten sollte Ihr Partner noch eine Weile ruhig liegen bleiben, sich dann langsam aufsetzen – noch nicht hinstellen – und die Beine ein paar Minuten lang leicht über den Boden schwingen. Auch ein Glas kühles Wasser wirkt erfrischend und stärkend. Aufstehen sollte man erst dann, wenn man sich wieder stabil genug fühlt.

Ein paar Grundlagen für die »Empfangsseite«

Wer eine Massage gibt, trägt die Hauptverantwortung für ein wohltuendes Massageerlebnis. Aber auch wer eine Massage empfängt, sollte über ein paar Dinge Bescheid wissen.

Schweigen – kein Muss: Es kann nie schaden, ein paar Laute von sich geben – wie beim Sex auch. Also stöhnen Sie ruhig, falls Ihnen danach zumute ist. Und falls Ihnen etwas auf der Seele liegt, nur raus damit. Einen einfachen Satz wie »Fühlt sich fantastisch an« hört Ihr Masseur gerne, und er hilft, ihn in die richtige Richtung zu lenken. Und ist er in der **falschen** Richtung unterwegs, äußern Sie dies ebenfalls auf ermutigende Weise. (Etwa: »Die Schultermassage fühlt sich gerade nicht so gut an. Aber das eben am unteren Rücken fand ich super. Geht das so ähnlich noch einmal?«)

Still liegen – kein Muss: Nur weil Sie gerade ausspannen, müssen Sie nicht gleich daliegen, als wären Sie vom Nacken abwärts gelähmt. Es kann vielmehr verdammt sexy sein, wenn Sie beispielsweise anfangen, die Hüften zu wiegen oder die Hand auszustrecken und das Gesicht des Partners zu streicheln. Falls Sie befürchten, es könnte Ihren Partner verunsichern, wenn Sie sich aus heiterem Himmel zu bewegen beginnen, sagen Sie ihm vor oder während der Massage einfach kurz Bescheid (etwa: »Ich hätte Lust, meine Hüften ein bisschen zu bewegen, ist das o.k.?«). Die Antwort wird lauten: »Aber sicher doch, wie du möchtest!« – jede Wette.

Bleiben Sie spontan: Was sollen wir sagen? Wir Menschen sind nun mal flatterhaft, und das ist auch gut so. Auch wenn Sie beide sich vorab auf einen bestimmten Verlauf der Massage geeinigt haben, kann es gut sein, dass Sie es sich mittendrin anders überlegen. Nur zu, teilen Sie neu entstandene Wünsche Ihrem Partner mit. Sagen Sie etwa: »Ich weiß, wir haben abgemacht, dass du dich ganz auf mich konzentrierst, aber eigentlich würde ich dich jetzt gerne küssen.« Oder: »Ich weiß, ich habe gesagt, dass mir wahrscheinlich nicht nach Sex ist, aber diese Massage fühlt sich derart gut an, dass ich dich am liebsten aufs Bett werfen und über dich herfallen würde.« Wie Ihr Partner reagiert, bleibt abzuwarten. Gut möglich, dass er gar nicht abgeneigt ist. Aber auch das Gegenteil ist möglich (»Immer mit der Ruhe, wir halten uns an die Abmachungen. Danach können wir alles tun, was du willst.«). Egal, wie Ihr Partner reagiert, äußern Sie Ihre Wünsche und Bedürfnisse frei heraus und warten Sie ab, was passiert. Es lohnt sich allemal, bevor Sie sich die ganze Zeit den Kopf zerbrechen. *Soll ich etwas sagen oder nicht? Wie wird er damit umgehen?*

Entspannen und genießen: Es mag Ihnen vielleicht komisch vorkommen, wenn Sie während der Massage Schuldgefühle verspüren. Aber so selten ist das gar nicht, denn immerhin müht sich ein anderer ab, nur um einen nach allen Regeln der Kunst zu verwöhnen. Vielleicht sind Sie es aber auch einfach nicht gewohnt, der Mittelpunkt von so viel Aufmerksamkeit zu sein. Oder Sie grämen sich, weil sich vor der ungeteilten Zuwendung Ihres Partners so gar nichts verstecken lässt – die Orangenhaut nicht, die behaarten Hoden oder auch das Flattern der Nasenflügel, sobald Sie sich dem Genuss vollauf hingeben.

Oftmals versucht man, diese Gefühle auf mehr oder weniger komische Weise zu unterdrücken oder zu überspielen. Man streckt beispielsweise den Arm nach dem des Partners aus und versucht sogar, dessen massierende Bewegungen ein wenig mitzumachen. Kommt Ihnen das bekannt vor? Dann merken Sie sich Folgendes: a) Ihr Partner wird Orangenhaut, behaarte Hoden oder flatternde Nasenflügel oder dergleichen *nicht* beachten. b) Sie haben später noch genügend Zeit, sich bei Ihrem Partner mit einer Massage zu revanchieren. c) Ihr Partner genießt es höchstwahrscheinlich, Sie nach allen Regeln der Kunst zu verwöhnen. Warum ihn also ablenken? Lassen Sie sich getrost auf die Empfindungen ein, die Ihr Partner in Ihnen weckt.

4 Erogene Zonen von Kopf bis Fuß – ein Wegweiser

> Monica: Nun, die einfachsten erogenen Zonen kennt
> wohl jeder (fängt an, ihr Schaubild zu markieren) – eins,
> zwei, drei, vier, fünf, sechs und sieben... gut.
> Die meisten Männer werden auf eins, zwei und drei stoßen
> und sich dann geradewegs auf sieben einschießen...
> Chandler: Und was ist daran so schlimm?
> Rachel: Na ja, wenn du nach Disneyland gehst, verbringst
> du ja auch nicht den ganzen Tag auf dem Matterhorn.
>
> *Friends*

Rockstars genießen jede Menge Aufmerksamkeit. Nicht anders ergeht es den Genitalien. Aber lassen Sie uns kurz auch mal einen Blick auf den Rest des Körpers werfen. Wie die Freundinnen aus *Friends* eingangs so treffend betont haben, ist unser Körper von Kopf bis Fuß mit erogenen Zonen überzogen. Doch die Zahl ist, wie wir meinen, noch ziemlich untertrieben. Nach unserer Zählung gibt es eine ganze Menge mehr als nur sieben, die einen Besuch allemal lohnen. Wenn man bedenkt, dass Ihre Hände jeden einzelnen erogenen Punkt auf viele unterschiedliche Arten und Weisen stimulieren können, dann sind die erogenen Möglichkeiten nahezu unbegrenzt.

Um Sie für diese Punkte zu sensibilisieren, haben wir im Folgenden über 50 Techniken zusammengestellt, die für unsere Begriffe zu den erotischsten gehören. Sie können frei wählen, auf welche Körperteile und Bewegungen Sie sich konzentrieren wollen. Oder, falls Sie Ihren Partner so richtig beeindrucken und ihm eine wirklich heiße Ganzkörpermassage bieten wollen, dann folgen Sie den Tipps Schritt für Schritt. Es könnte sein, dass es im Anschluss an diese vollendete Aufwärmrunde erst richtig heiß zur Sache geht. Probieren Sie es aus und wundern Sie sich nicht, wie viele *Oohs* und *Aahs* Sie hören werden, noch ehe Sie die Genitalien überhaupt berührt haben – und wenn Sie es tun, dann wird ein bombastisches Feuerwerk in null Komma nichts zünden.

Wie Sie langsam, aber sicher auf Touren kommen

Bitten Sie Ihren Partner, sich auf den Bauch mit dem Gesicht nach unten zu legen. Viele der großen Muskelgruppen unseres Körpers liegen auf dem Rücken. Indem Sie sie lockern, schaffen Sie die perfekte Basis für eine aufsteigende Leiter der Erregung. Sie können Ihre sinnliche Massage am Kopf oder an den Füßen beginnen (fragen Sie ruhig, wo es Ihrem Partner lieber wäre). Wir beginnen mit unseren Tipps am Kopf, von wo aus wir uns langsam abwärts arbeiten. Für die meisten Griffe können Sie entweder seitlich neben Ihrem Partner stehen oder knien. Oder – falls Sie es von Beginn an etwas heißer mögen – Sie setzen sich spreizbeinig auf den Po Ihres Partners. Bevor Sie loslegen, erinnern Sie Ihren Partner daran, tief einzuatmen. Wir zeigen Ihnen nun ein paar Partien, die geradezu danach lechzen, berührt zu werden. Und wir sagen Ihnen, wie Sie das am besten tun.

Die Kopfhaut

Die Kopfhaut ist überzogen mit Nervenenden, und Sie müssen kein Neurochirurg sein, um zu wissen, dass das Lust- und Genusspotenzial umso größer ist, je mehr Nervenenden vorhanden sind. Um das Feuer anzufachen, legen Sie die Fingerspitzen an den Haaransatz am unteren Ende des Schädels und beginnen die Massage mit kleinen kreisförmigen Bewegungen, so als würden Sie Ihrem Partner die Haare waschen. Arbeiten Sie sich langsam zur Schädeldecke hoch, bis Sie ganz vorne an der Stirn angelangt sind. Als Zugabe kämmen Sie mit den Fingern hin und wieder durch die Haare Ihres Partners, greifen einen kleinen Büschel unten an der Haarwurzel und ziehen sanft. (Aber Achtung: Immer genug Haare fassen, da-

Die erogenen Körperzonen

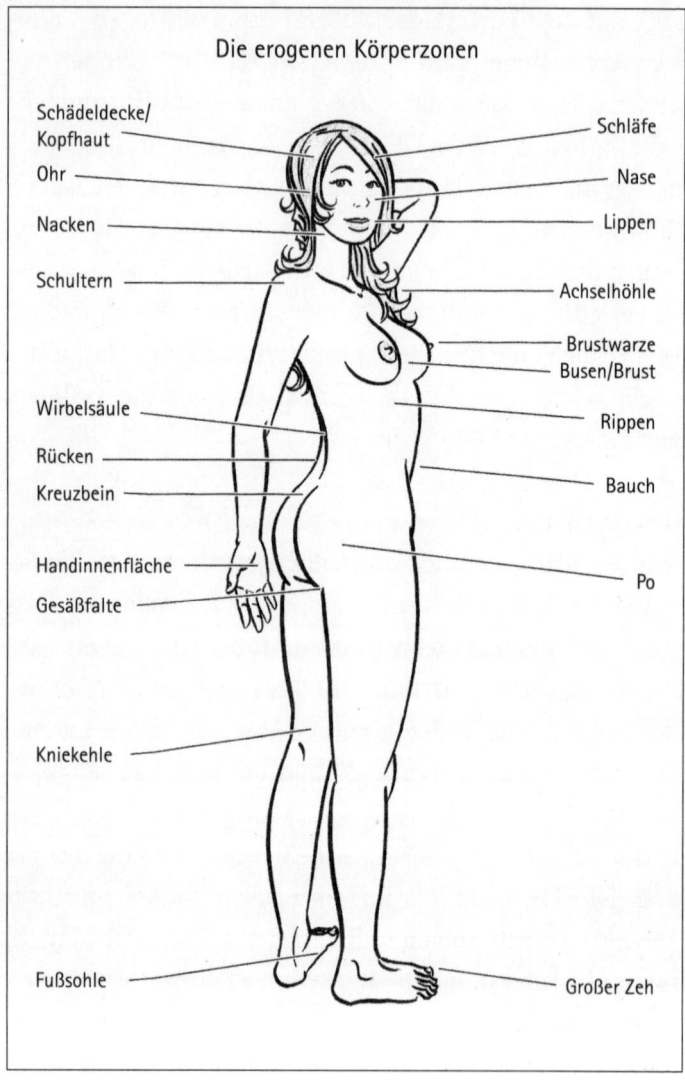

Schädeldecke/Kopfhaut

Ohr

Nacken

Schultern

Wirbelsäule

Rücken

Kreuzbein

Handinnenfläche

Gesäßfalte

Kniekehle

Fußsohle

Schläfe

Nase

Lippen

Achselhöhle

Brustwarze

Busen/Brust

Rippen

Bauch

Po

Großer Zeh

mit es nicht ziept!) Das leichte Ziehen am Haar stimuliert die Nervenenden *unterhalb* der Kopfhaut, also genau die, die mit einer klassischen Kopfhautmassage nicht erreichbar sind.

Der Nacken

Diese Technik bedarf einer ruhigen und sicheren Hand. Um sich zusätzlich zu stabilisieren, legen Sie die rechte Hand auf die rechte Schulter Ihres Partners, die linke Hand auf seine linke Schulter. Ihre Daumen jedoch sollten frei beweglich bleiben und so gelagert sein, dass Sie perfekt über den Nacken streichen können. Fahren Sie nun mit den weichen Daumenballen an dieser hoch sensiblen Körperregion entlang, auf und ab (scheibenwischerartig). Berühren Sie die Haut dabei kaum spürbar. Das kitzelt die feinen Härchen, aber nicht die Haut darunter.

Haben Sie dann den Nacken richtig verwöhnt, schieben Sie den Daumen einen Zentimeter höher zur Schädelbasis und tasten dort nach einer kleinen Mulde. In den tantrischen Traditionen hat dieser Punkt vielerlei Namen: Bindu, Mund Gottes, Inneres Lächeln. Das kommt daher, dass sich diese Mulde wie zu einem winzigen U-förmigen Lächeln verzieht, sobald sich die Muskeln dort zusammenziehen (beispielsweise wenn Sie mit den Ohren wackeln). In Anbetracht der Tatsache, dass an diesem Punkt viele Nacken- und Schädelmuskeln zusammenlaufen, müssen

Extra-Tipp

Diese Technik (bei der Ihr Partner auf dem Rücken liegt) passt nicht so richtig in unsere opulente Ganzkörpermassage. Aber Sie sollten sie auf jeden Fall irgendwann einmal ausprobieren. Sie ist aus der Cranio-Sakral-Therapie abgeleitet (Schädel-Kreuzbein-Therapie) – eine alternativmedizinische Behandlungsform, bei der Chiropraktiker spezielle Handgriffe anwenden, um auf die Gehirn-Rückenmarks-Flüssigkeit einzuwirken und Blockaden zu lösen, die häufig zu Kopfschmerzen, Rückenschmerzen und anderen Stimmungstiefs führen. Glücklicherweise gibt es am Hinterkopf einen Punkt, der wie eine Art »Reset«-Schalter funktioniert und unseren Körper gewissermaßen neu startet. Um ihn zu finden, ballen Sie eine Hand zur Faust und umfassen sie mit der anderen Hand. Diese Riesenfaust schieben Sie dann unter den Hinterkopf Ihres Partners, wo sie wie ein Kissen fungiert, auf dem der Schädel aufliegt. Halten Sie diese Position etwa 20 Sekunden lang oder so lange, bis Sie bemerken, dass sich die Atmung Ihres Partners vertieft – ein gutes Zeichen dafür, dass die Cranio-Sakral-Therapie ihre wundersame Wirkung tut.

Sie beim Massieren so gut wie nichts tun – ein leichter Druck der Daumenballen oder kleine kreisförmige Bewegungen genügen, um den gesamten Kopf- und Nackenbereich zu entspannen. Regen Sie Ihren Partner an, tiefer zu atmen, um die wohltuende Wirkung zu verstärken und in einen tieferen Entspannungszustand zu gelangen.

Die Schultern

Das Kneten der Schultern mit Daumen und Fingern ist ein schönes Gefühl, doch wie wäre es mit einer erotischeren, sehr viel heißeren Variante? Legen Sie die Hände auf jeweils eine Schulter und spreizen Sie die Finger weit voneinander. Dann bewegen Sie die Finger wellenartig, als würden Sie langsam die Tasten auf einem Klavier drücken. So lösen Sie sacht Knoten, während Ihr Partner ein angenehmes Kribbeln genießt. Am besten sitzen Sie dabei auf dem süßen Hinterteil Ihres Partners (wärmstens zu empfehlen) und zeigen ihm, wie sehr auch *Sie* es genießen, indem Sie gleichzeitig mit dem Becken gegen den Po oder das Steißbein des Partners kreisen. Betrachten Sie es als ein Schüren der Glut für das aufflammende Feuer der Lust.

Der Rücken

Rückenmassage ist nicht gleich Rückenmassage. Es gibt solche, die ganz nett sind, und solche, bei denen Ihr Partner geradezu vergeht vor Wonne. Um ihn mit Letzterer zu beglücken, sitzen Sie nach wie vor spreizbeinig auf dem Po Ihres Partners (falls Ihnen danach ist, kreisen Sie ein wenig mit dem Becken) und legen beide Handflächen auf den unteren Rücken gleich über dem Gesäß. Drücken Sie mit den Handballen kräftig in die Muskeln und fahren Sie langsam entlang der Wirbelsäule hinauf bis zu den Schultern. Von dort aus streichen Sie die Bewegung nach außen, schlagen einen langen, ovalförmigen Bogen um 180 Grad und fahren auf demselben Weg wieder langsam nach unten. Als Nächstes knien Sie am Kopf des Partners und wenden die gleiche Technik in der umgekehrten Richtung an, fahren mit den Händen entlang der Wirbelsäule nach unten und kopfwärts wieder zurück. Im Unterschied zur vorangegangenen Stellung wird hierbei zusätzlich mit jeder Streichung der untere Rücken gedehnt. Im Anschluss daran stehen oder knien Sie seitlich neben Ihrem Partner. Die kräftigen Rückenmuskeln dürfen Sie ruhig auch kräftig kneten oder walken. Am besten klappt dies, wenn Sie dafür das Repertoire Ihres Handwerkzeugs erweitern und die Ellbogen zu Hilfe nehmen. Legen Sie die Ellbogenspitzen an eine beliebige Stelle auf dem Rücken und drücken Sie damit abwechselnd in die fleischige Haut ein, und zwar *sacht* und *langsam* – das ist das A und O, denn wenn Sie die Bewegung zu schnell ausführen, verspannen sich die Muskeln. Zählen Sie bis drei, während Sie nach und nach den Druck erhöhen und immer darauf achten, dass es für Ihren Partner angenehm bleibt. Auf diese Weise fahren Sie an anderen verspannten Stellen fort.

Danach schieben Sie beide Hände seitlich unter den

Brustkorb Ihres Partners und heben ihn an, als ob Sie versuchen würden, ihn von der Matratze oder dem Massagetisch zu heben. Wiederholen Sie diese Bewegung auf der anderen Körperseite. Das knetet nicht nur die Muskeln entlang des Brustkorbs, sondern weitet ihn auch, was eine tiefere Atmung und einen größeren Entspannungseffekt ermöglicht. Ein Schuss Massageöl verleiht dem hebenden Griff zusätzlich ein angenehmes Gleiten über die Haut. Und, liebe Frauen, sollten Ihre Brüste bei einem dieser Manöver »zufällig« zart den Rücken Ihres Partners berühren – umso besser!

Die Wirbelsäule

Da durch die Wirbelsäule unser Hauptnervenstrang verläuft, von dem aus sich weitere Nervenbahnen durch den ganzen Körper verästeln, ist es nur logisch, dass das Stimulieren dieser Partie auch auf andere Bereiche ausstrahlt. Sie müssen nur darauf achten, dass Sie nicht direkt auf der Wirbelsäule massieren, da das sehr schmerzhaft sein kann (überhaupt sollten sämtliche Knochenvorsprünge mit Vorsicht behandelt werden). So machen Sie es richtig:

Setzen Sie sich spreizbeinig auf den Po Ihres Partners und formen Sie mit der Hand ein U. Die Hand legen Sie dann an das untere Ende des Steißbeins an, sodass Ihr Daumen auf der einen, Ihr kleiner Finger auf der anderen Seite der Wirbelsäule liegt. Dann drücken Sie fest nach

Extra-Tipp

Wer verspannt ist, neigt dazu, die Schultern zu versteifen, bis man meinen könnte, die Ohren säßen wie eingerastet dazwischen. Passt diese Beschreibung auf Ihren Partner? Dann wird es Zeit, die »eingerasteten Stellen« zu lösen, damit seine Schultern wieder locker werden. Bevor Sie Hand anlegen, genauer gesagt die Vorderarme, stellen Sie sich hinter Ihren Partner, der vor Ihnen sitzt. Sodann legen Sie ihm die Unterseite Ihrer Vorderarme auf je eine Schulter und üben einen leichten Druck aus, indem Sie etwas von Ihrem eigenen Körpergewicht in die Bewegung hineinlegen. Halten Sie den Druck einige Sekunden lang und lösen Sie ihn dann.

Ein Dehnen der Schultern sorgt für zusätzliche Entspannung. Neigen Sie dafür den Kopf Ihres Partners leicht zur linken Seite, während Sie die rechte Schulter kneten; in dieser Dehnhaltung sollte Ihr Partner einige Male tief durchatmen, ehe Sie seinen Kopf wieder in die gerade Position bewegen. Danach neigen Sie seinen Kopf zur rechten Seite, während Sie die linke Schulter kneten. Und zu guter Letzt neigen Sie seinen Kopf vornüber zur Brust hin und kneten beide Schultern gleichzeitig.

unten und schieben das »U« an der Wirbelsäule entlang bis hinauf zum Nacken, wo Sie den Druck lösen. Während der Aufwärtsbewegung sollte Ihr Partner tief einatmen und ausatmen, wenn Sie den Druck lösen. Die Bewegung sollte spürbar auf der Haut reiben, sodass sich zwei parallele rote Striemen abzeichnen. (Aber passen Sie auf Ihre Fingernägel auf, sie könnten kratzen!)

Als Nächstes legen Sie beide Hände flach nebeneinander, sodass sich die beiden Daumen x-förmig überkreuzen und die übrigen Finger weit voneinander gespreizt sind. Mit einer leichten, kaum spürbaren Berührung fahren Sie nun mit den Daumen jeweils seitlich an der Wirbelsäule entlang nach oben. Mit dieser Kombination aus »U« und »X«, aus abwechselnd festen und leichten Streichungen, senden Sie Ihrem Partner ein wohliges Kribbeln über den Rücken. Für einen zusätzlich erotischen Reiz neigen Sie den Kopf nach vorn, sodass sich Ihre Lippen knapp über der Haut Ihres Partners befinden, und hauchen ihm einen sanften, warmen Luftstrom die Wirbelsäule entlang. Im Wechsel mit hauchzarten Küssen steigern Sie seine erregte Vorfreude ins schier Unerträgliche.

Das Kreuzbein

In dem keilförmigen Knochen am Ende unserer Wirbelsäule sitzt der Sakralnerv, der geradewegs in die Genitalien ausläuft – der »heiße Draht« zur Lust sozusagen (die Stimulation des Kreuzbeins kann beim Mann eine Erektion bewirken). Im Unterschied zu anderen Körperregionen wird eine kräftige Stimulation des Kreuzbeins fast immer als sehr angenehm empfunden (das Steißbein allerdings sollten Sie meiden; es liegt ein Stück weiter unten, oberhalb der Pospalte). Zur Einstimmung trommeln Sie zunächst mit den Fingerspitzen auf das Kreuzbein. Steigern Sie nun das prickelnde Gefühl mit ein paar leichten Handkantenschlägen. Zum Abschluss legen Sie die flache Hand auf, legen Ihr ganzes Körpergewicht hinein und wiegen das Kreuzbein vor und zurück (am leichtesten geht das, wenn Sie am Kopf Ihres Partners stehen oder knien). Fragen Sie ruhig nach, wenn Sie unsicher sind, wie viel Druck Ihr Partner vertragen kann. Doch unserer Erfahrung nach kann den meisten der Druck gar nicht intensiv genug sein... und führt zu lustvollem Stöhnen!

Der Po

Diese zwei runden Fleischberge betteln geradezu darum, betätschelt, gekniffen und liebkost zu werden. Der Allerwerteste ist in der Tat aller Ehren wert, und wir zeigen Ihnen, wie Sie ihn gebührend behandeln. Stellen oder knien Sie sich seitlich neben Ihren Partner und legen Sie beide Hände auf eine Pobacke, die eine an das obere, die andere an das untere Ende. Dann fangen Sie an, die Pobacke mit beiden Händen abwechselnd Stück für Stück durchzukneten, während sich Ihre Hände aufeinander zubewegen. Nach ein paar Minuten wechseln Sie auf die andere Pobacke. Diese Technik schafft, was eine Hand alleine nicht schafft: Sie knetet den *gesamten* großen Gesäßmuskel, einen der größten und kräftigsten Muskeln des Menschen, der als ein Hauptbereich für die Stressretention gilt.

Als Nächstes wenden wir uns der Gesäßfalte zu, der Furche am unteren Ende jeder Pobacke. Drücken Sie mit beiden Daumenballen in beide Furchen hinein, bis Sie darunter einen knochigen Höcker ertasten – den Sitzknochen. Viele der im Becken befindlichen Muskeln sitzen genau dort, sodass ein Drücken an diesem Punkt Verspannungen im gesamten Beckenbereich lösen und sehr erregend sein kann.

Nun, da das Hinterteil Ihres Partners ausreichend weich gewalkt ist, fahren Sie mit hauchzarten Berührungen fort. Dabei bleiben Sie an seiner Seite stehen oder knien und fahren mit den Fingerspitzen ganz leicht über beide Pobacken. Beginnen Sie damit am äußeren Ende der Hüften und streichen Sie die Bewegung zu Ihrem Körper hin aus. Arbeiten Sie mit beiden Händen abwechselnd immer in die gleiche Richtung, so, als würden Sie die Saiten einer Harfe streichen; und wenn Sie fertig »gespielt« haben, begeben Sie sich auf die andere Seite und »spielen das gleiche Stück« noch einmal.

Zu guter Letzt setzen Sie sich spreizbeinig auf die Oberschenkel Ihres Partners und nehmen in jede Hand eine Pobacke. Drücken Sie diese einige Sekunden lang aneinander und drücken Sie sie dann so weit auseinander, wie Ihr Partner es als angenehm empfindet. Anschließend schieben Sie eine Pobacke nach oben, die andere nach unten – dann umgekehrt. Das dehnt und stimuliert nicht nur den Gesäßmuskel, sondern auch eine weitaus empfindsamere Partie dazwischen – den After. Auch wenn Ihr Partner kein Freund von Analsex ist, wird er diese Technik als lustvoll empfinden. Zeigen Sie ihm, dass auch Sie Lust und Gefallen daran finden, und reiben Sie Ihre Genitalien gegen seine Oberschenkel. Und, liebe Männer, trauen Sie sich ruhig, und drücken oder reiben Sie Ihr steifes Glied in der Pospalte Ihrer Partnerin!

Die Beine

Der erste Schritt zu einer guten Beinmassage ist, den großen hinteren Oberschenkelmuskel zu entspannen. Dafür sitzen Sie spreizbeinig auf einer oder beiden Waden Ihres Partners, ballen die Hand zur Faust und legen die Knöchel knapp über der Kniekehle an. Unter dem Gewicht Ihres Oberkörpers rollen Sie nun das Handgelenk nach vorn, sodass die Knöchel in das Fleisch einsinken. Arbeiten Sie sich auf diese Weise langsam den Oberschenkel hinauf.

Als Nächstes klemmen Sie eine Hand unter sein Knie und umfassen von unten die Kniescheibe. Mit den Fingerspitzen Ihrer anderen Hand malen Sie leichte Kreise in die Kniekehle – eine wohlbekannte erogene Zone, die man nur leicht zu berühren braucht, und die Erregung ist perfekt. Sie können das Prickeln über den ganzen Bereich verstärken, indem Sie die Kniekehle gleichzeitig jeweils am Rand berühren.

Nach dem Verwöhnprogramm für die Knie legen Sie nun Ihre Hände flach und parallel auf jeweils eine Wadenseite und reiben kräftig auf und ab. Dabei bewegen Sie eine Hand nach oben, die andere nach unten, als würden Sie versuchen, Feuer zu machen (ist das Bein zu behaart, können Sie Massageöl verwenden, damit es nicht *zu* sehr reibt). Schieben Sie die Hände von den Knöcheln aufwärts bis zum Oberschenkel, um Durchblutung und Empfindsamkeit im ganzen Bein anzukurbeln.

Bevor Sie sich dem anderen Bein widmen, sollten Sie abschließend das massierte Bein sanft hin und her wiegen. Dabei beginnen Sie ebenfalls am Knöchel und schieben die Hand langsam aufwärts bis zur Hüfte. In der Massagekunst des Tantsu, einer von Harold Dull entwickelten Methode, nimmt das sanfte Wiegen eine wichtige Stellung ein, um den Partner in einen noch tieferen Entspannungs- und Erholungszustand zu lullen. Darüber hinaus kann es ein schwaches, reibendes Gefühl im Genitalbereich verursachen, was Ihren Partner möglicherweise rasch in Fahrt bringt.

Nach A kommt B – Bitte umdrehen!

Bitten Sie Ihren Partner nun, sich umzudrehen und sich auf den Rücken zu legen. Hier, auf der vorderen Körperseite, liegen viele der erogensten Zonen unseres Körpers. Und das heißt: Hier können Sie Ihren Partner so richtig heiß machen. Beginnen wir die heiße Massagefahrt an einer vielgepriesenen erotischen Stelle – den Füßen.

Die Füße

Um die sexuellen Energien in Fluss zu bringen, beginnen Sie an den Fußsohlen. Dort zeigt sich die höchste Dichte von Reflexzonen – ein ganzes Meer von Akupressurpunkten, die bei entsprechender Stimulation einen erotischen Funkenschlag durch den ganzen Körper schicken. Um die Energie in diesen Punkten anzuzapfen, legen Sie beide Daumen am Fersenende auf die Sohle eines Fußes und klopfen Sie damit abwechselnd auf die Haut. Bleiben Sie in dieser Bewegung und arbeiten Sie sich langsam nach oben (sagen wir pro Sekunde eine Druckbewegung mit dem Daumenballen). Achten Sie darauf, dass Sie jeden Zentimeter der Sohle bearbeitet haben, bevor Sie dann zum anderen Fuß wechseln. Ein besonderes Augenmerk sollten Sie auf einen Punkt legen, der etwa fünf Zentimeter unterhalb, in der Mitte zwischen dem großen und dem zweiten Zeh liegt.

Dieser Punkt heißt »Sprudelnde Quelle«, da hier bei leichter Druckmassage die Energien nur so zu sprudeln beginnen und bis in den Genitalbereich fließen, wo sie die Lust zum Brodeln bringen.

Zu guter Letzt sollten Sie auf keinen Fall den großen Zeh vergessen, denn er birgt ganz besonders lusttreibende Kräfte. Nach der alten chinesischen Medizin ist er verbunden mit der Hirnanhangdrüse, die wiederum für die Hormonbildung eine wichtige Rolle spielt. Um diese Kräfte zu wecken, legen Sie jeweils einen Finger seitlich an den großen Zeh und rollen ihn zwischen Ihren Fingern. Sorgen Sie für einen extra Kick und saugen Sie daran (sofern er gepflegt und sauber ist und die Fußnägel geschnitten sind). Und als Frau sollten Sie erwägen, Ihre Brüste gegen die Fußsohlen des Partners zu drücken und die Nippel zwischen den großen und zweiten Zeh zu schieben. Und wenn Sie möchten, bitten Sie ihn, die Brustwarzen sanft zu kneifen... ein himmlisches Wonnegefühl, und zwar für beide – für Sie und seinen Zeh.

Nach dem kleinen Fußverwöhnprogramm ist es an der Zeit, sich langsam aufwärts zu arbeiten. Erwägen Sie einige der Beinmassagen, die Sie bereits ausgeführt haben, während Ihr Partner auf dem Bauch lag. Da Sie sich Stück für Stück nach oben arbeiten, wird Ihr Partner denken, Sie steuern den Genitalbereich an. Das mag verlockend sein, doch versuchen Sie, den Impuls zu unterdrücken. Denn die Vorderseite des Körpers bietet noch jede Menge anderer interessanter Ziele, die eine Erkundung lohnen. Falls Sie es also irgendwie schaffen, die Genitalien zu umgehen (kurz Streicheln oder Lecken ist natürlich erlaubt, wenn Sie Ihren Partner ein wenig reizen wollen), dann steuern Sie geradewegs ganz nach oben. Dort befindet sich nämlich die nächste durchaus interessante Partie: das Gesicht.

Das Gesicht

Eine erotische Gesichtsmassage ist das kleine Einmaleins der Verführung: Da die gefühlvolle Gesichtsmassage ein hohes Maß an Vertrauen erfordert, fahren Sie nicht nur diesbezüglich Bonuspunkte ein, sondern Ihr Partner wird sich fühlen wie im siebten Himmel. Zu Beginn legen Sie zwei Fingerspitzen der einen Hand an die rechte Seite der Stirn und zwei Fingerspitzen der anderen Hand an die linke Seite des Kinns. Dann ziehen Sie die Finger beider Hände über Stirn und Kinn, sodass sie langsam auf die jeweils gegenüberliegende Seite wandern. Von dort aus streichen Sie dann wieder zurück zum Ausgangspunkt. Da sich Ihre Hände in entgegengesetzte Richtungen bewegen, werden die Sinneszellen im Gesicht neu belebt und erfahren mit jeder Bewegung ein Gefühl der Harmonie. Wiederholen Sie diese Methode nun mit dem Handrücken. Da sich die Hände nun rauer anfühlen, fühlt sich auch die ganze Bewegung anders an. Doch genau dieser Kontrast ist es, der alle Nervenenden in höchster Erregung hält.

Die Augen

Die Haut um unsere Augen ist so fein, dass Sie hier ganz besonders vorsichtig zu Werke gehen sollten. Um hauchzarte, streichende Bewegungen auszuführen, ist der Ringfinger geradezu ideal, denn er ist schwächer als der Zeige- oder Mittelfinger. Bitten Sie Ihren Partner, die Augen zu schließen, und legen Sie dann die Ringfinger jeweils an die inneren Augenwinkel an. Dann ziehen Sie die Finger sacht am Unterlid entlang nach außen und streichen um das Oberlid zurück zum Ausgangspunkt. Das machen Sie zehn Mal und wiederholen das Ganze dann in der anderen Richtung.

Die Schläfen

Die Massage sollte fließend von den Augen zu den Schläfen übergehen, einer Partie, in der gerne viele Verspannungen sitzen. Massieren Sie die Schläfen zunächst in kreisenden Bewegungen mit den Fingerspitzen. Das hilft, Druck und Schmerzen zu lösen. Wahre Wunder wirkt auch folgende Methode: Drücken Sie beide Schläfen gleichzeitig mit den Fingerspitzen und ziehen Sie die Haut dann auseinander und wieder zurück. Tun Sie das so sacht wie möglich, denn der Kopf sollte unbewegt bleiben und nicht wackeln. Im Unterschied zu anderen Streichbewegungen geht diese Methode buchstäblich unter die Haut, bis in tiefere Bereiche des Schädels, und führt entsprechend zu einem tieferen Entspannungsgefühl.

Die Ohren

Das Ohr gilt als eine der klassischen erogenen Zonen. Nach der alten chinesischen Medizin liegen dort über 120 Akupressurpunkte, die mit allen Bereichen des Körpers verbunden sind. Das bedeutet, dass Sie das Feuer der Lust praktisch überall gleichzeitig schüren, wenn Sie die Ohren »anmachen«. Um diese erotische Kettenreaktion auszulösen, umfahren Sie mit dem Zeigefinger leicht den äußeren Rand des Ohres. Starten Sie am oberen Rand, dort, wo das Ohr den Kopf berührt. Sind Sie am Ohrläppchen angelangt, nehmen Sie dieses zwischen Daumen und Zeigefinger und massieren es sanft in kleinen, kreisenden Bewegungen. Da die Mitte des Ohrläppchens mit dem Herzen verbunden ist, hilft diese Massage, die feineren Strömungen der sexuellen Lust zu entfalten.

Als Nächstes halten Sie das Ohrläppchen weiterhin zwischen Daumen und Zeigefinger. Dann ziehen Sie es sacht und schwingen es langsam hin und her – wie ein Pendel. Damit stimulieren Sie die Nerven innerhalb des Gehörgangs, die Sie mit den Fingern nicht erreichen können (was Sie auch keinesfalls versuchen sollten!) – eine »unberührte Höhle« der Empfindsamkeit, die es anzuzapfen gilt.

Die Nase

Die meisten von uns halten ihre Nase wohl für keinen erotischen Körperteil. Doch sie *ist* eine Körperöffnung und als

---

Extra-Tipp

Klagt Ihr Partner über Kopf- oder Ohrschmerzen, so drücken Sie den Tragus – die kleine Knorpelmasse an der Ohrmuschel kurz vor dem Gehörgang, die auch als »Ziegenbock« bekannt ist – und ziehen ihn leicht nach außen. Nach der alten chinesischen Medizin lindert das die meisten kopfschmerzbedingten Unpässlichkeiten. Und das heißt: Sie haben das perfekte Allheilmittel, wenn es mal wieder heißt: »Heute nicht, Liebling, ich habe Kopfschmerzen.«

---

solche von Natur aus erogen. Außerdem ist sie ausgestattet mit der zweithöchsten Anzahl an Nervenenden (nach dem Mund) und hat – last, but not least – eine bemerkenswerte Ähnlichkeit mit unseren Genitalien: das Schwellgewebe. Nein, keine Bange, der Schwellvorgang läuft im Innern der Nasengänge ab, weshalb wir keine verräterische Riesenclownnase bekommen, sobald wir erregt werden. Wir wollen damit lediglich sagen, dass unser Riechorgan zu einer ganzen Menge mehr fähig ist, als auf den verführerischen Duft von Parfüm oder Schmorbraten zu reagieren.

Aber wie genau stimulieren wir die Nase? Haben Sie etwas Nachsicht mit uns, denn was jetzt kommt, klingt wirklich etwas schräg: Stecken Sie Ihrem Partner einen Finger ins Nasenloch! Kein Scherz, sondern durchaus erregend und einen Versuch wert. Gemäß der taoistischen Tradition ist der Körper voller »Energiekreise«, durch die das *Chi* oder die Lebenskraft durch den Körper zirkuliert. Einer dieser Energiekreise verläuft direkt durch die Nasenlöcher. Wenn Sie nun den Zeigefinger sacht einführen und mit dem Daumen von außen leicht gegen den Nasenflügel drücken, zapfen Sie diesen Energiekreis an und machen sich ihn zunutze. Falls Sie Lust verspüren, diese Energiequelle weiter zu erkunden, dann stecken Sie nicht den Finger hinein, sondern probieren es mal mit der Zunge. Ein Stockwerk tiefer sozusagen, im Mund, stoßen Sie auf genau den gleichen Energiekreis, und zwar am oberen Gaumen etwa zwei Zentimeter hinter den Zähnen.

Die Lippen

Umfahren Sie mit der Spitze Ihres Zeigefingers den äußeren Rand der Lippen Ihres Partners. Klingt nicht gerade sonderlich erregend, aber weniger ist ja bekanntlich oft mehr. Und das gilt vor allem für diese hoch sensible Partie. Um die Leidenschaft weiter anzufachen, verweilen Sie ein wenig am Philtrum, der kleinen Rinne in der Mitte der Oberlippe. Für die alten Griechen war das Philtrum (»Liebeszauber«) einer der erogensten Punkte des Körpers, und die moderne Wissenschaft scheint diese Ansicht heute zu untermauern: Zwei wesentliche Kranialnerven liegen hier knapp unter der Oberfläche.

So süß wie eine Schnute ist, Sie brauchen sie nicht immer mit Samthandschuhen zu behandeln. Sie können den erotischen Kick verstärken, indem Sie die Unterlippe Ihres Partners zwischen Daumen und Zeigefinger nehmen, leicht drücken und sie hin- und herrollen. Zugegeben, das mag ein wenig forsch erscheinen (und ist für das erste Date wohl eher nichts), aber es regt die Durchblutung an und bringt die Nervenenden in diesem Bereich erneut zum Schwingen.

Danach schieben Sie den Zeigefinger in den Mund Ihres Partners und streichen mit der Fingerspitze an Zähnen und Gaumen entlang. Drehen Sie dann den Finger verspielt um seine Zunge. Voilà – der Zungenkuss mit dem Finger ist

---

Extra-Tipp

Zugegeben, sich sexy zu fühlen mit einem dicken Schnupfen fällt schwer. Doch wir verraten Ihnen, was Ihrem Partner, beziehungsweise seiner verstopften Nase, guttut: Legen Sie die Zeigefinger an die Nasenwurzel zwischen den Augen und massieren Sie mit jedem Finger drei kleine Kreise. Danach wiederholen Sie die Bewegung beidseits des Nasenrückens oberhalb der Nasenlöcher. Das Stimulieren dieser vier Druckpunkte lindert nebenhöhlenbedingte Beschwerden.

perfekt! Den krönenden Abschluss des erotischen Lippen-
spiels bildet ein leidenschaftlicher Zungenkuss – ein prickelndes Appetithäppchen, das Lust macht auf mehr.

Die Brust

Die Brust ist eine erogene Zone der besonderen Art. Man
muss sie gar nicht unbedingt berühren, um sie zu stimulieren. Probieren Sie es aus: Ihre Hand befindet sich ungefähr einen Millimeter über der Haut, während Sie über all
die wunderbaren Spitzen und Täler wandert. Falls Sie die
Haut dabei hin und wieder leicht streifen – schön. Aber
es braucht keinen direkten Hautkontakt. Für Ihren Partner wird es sich *auf jeden Fall* anfühlen, als würden Sie
ihn berühren. Das liegt daran, dass sich dort sehr viele
Nervenenden befinden. Steigern Sie die Erregung, indem
Sie bei der Frau die Brüste, beim Mann die Brustmuskeln
mit jeweils einer Hand umfassen und drei Sekunden lang
drücken (zusätzlich können Sie mit den Nippeln spielen,
was besonders gut geht, wenn Sie sie zwischen Zeige- und
Mittelfinger fassen). Danach ziehen Sie die Brüste/Brust-
muskeln auseinander und bewegen Sie kreisförmig gegeneinander – ein außergewöhnliches Entspannungserlebnis,
das nicht selten die Lust steigert.

Geben Sie nun Massageöl auf die Brüste/die Brust, und
beginnen Sie, es einzumassieren. Dabei legen Sie die
Hände zwischen die Brüste, streichen nach unten und

um die Brust herum und seitlich entlang wieder nach oben. Das fühlt sich nicht nur fantastisch an, sondern verbessert die Durchblutung und den Lymphfluss in diesem Bereich. Und mitunter zeigt sich sogar ein *erregendes* Ergebnis ganz anderer Art: Nach taoistischer Überzeugung gewinnen die weiblichen Brüste nach und nach an Größe, wenn man sie auf diese Weise massiert. Klar, wir sprechen hier nicht von Dolly-Parton-Proportionen über Nacht, aber wenn Sie eifrig »am Ball« bleiben (108 Kreisbewegungen pro Tag gelten als ideal), dann kann sich der Busen um bis zu fünf Zentimeter vergrößern. Zwar ist die Technik bei Frauen und Männern gleichermaßen wirksam, doch der Vergrößerungseffekt dürfte für Frauen eher von Interesse sein. Falls jedoch der gegenteilige Effekt, sprich ein kleinerer Busen, gewünscht ist, führen Sie die oben beschriebene Massage in der umgekehrten Richtung aus. Das hemmt Durchblutung und Lymphfluss im Bereich der Brust. Zwar werden Melonen dadurch nicht zu Äpfeln, aber eine Veränderung macht sich sehr wohl bemerkbar – ein Wohlfühlgefühl!

Man kann die Brüste in so ziemlich jeder Position streicheln, dehnen und massieren. Aber unsere ganz besondere Empfehlung lautet: Setzen Sie sich spreizbeinig auf das Becken Ihres Partners und reiben Sie sich aneinander. Warum denn nicht? Versüßen Sie sich damit ruhig die Zeit bis zum lustvollen Finale der Genitalmassage.

Die Brustwarzen

Klar, den weiblichen Busen und die männliche Brust zu verwöhnen macht Spaß und erregt die Sinne. Die Brustwarzen aber sind die Hauptattraktion. Um sie zu stimulieren, spreizen Sie alle fünf Finger über die Brust, als wären es Radspeichen, mit der Brustwarze im Zentrum. Dann ziehen Sie die Finger langsam in Richtung Nippel und stoppen die Bewegung kurz vor dem Ziel. Damit stimulieren Sie die Brustwarzen zwar nicht direkt, doch allein die prickelnde Vorahnung versetzt die beiden Lustknospen in höchste Erregung.

Als Nächstes streicheln Sie die Nippel mit den Fingernägeln und gehen dann langsam dazu über, sie mit den Handinnenflächen zu reiben. Der deutliche Kontrast dieser beiden Reize vertieft die Wahrnehmung – das kratzende Streicheln wirkt noch schärfer, das sanfte Reiben noch wohliger. Zum Schluss kneifen Sie die Nippel leicht, um sie dann vorsichtig so weit zu ziehen, wie Ihr Partner es als angenehm empfindet. Bitten Sie Ihren Partner, tief ein- und auszuatmen, während Sie die Nippel lang gezogen halten. Das regt die Durchblutung an und bewirkt eine stärkere und härtere Erektion der Brustwarzen.

Die Achselhöhlen

Sie schwitzen und riechen oft, und trotzdem bergen sie in ihren Tiefen einen wahren erogenen Schatz: die Polaritätspunkte. Das sind Nerven, die nach der chinesischen Medizin mit bestimmten Typen von Energie verbunden sind, die in das Gehirn fließt und unsere inneren Einstellungen beeinflusst. Durch Drücken dieser Punkte kann man diesen Energiefluss »blockieren« und damit veränderlich auf Einstellungen einwirken – auch auf sexuelle, darauf, was Ihr Partner im Bett so alles mit *Ihnen* anstellt. (Bitten Sie Ihren Partner einfach, den Arm zu heben, und drücken Sie dann mit dem Daumen für zehn Sekunden genau in die Mitte der Achselhöhle.) Ob Sie in die linke oder rechte Achselhöhle drücken, hängt ganz von der aktuellen Stimmungslage Ihres Partners ab. Fühlt er sich gestresst und überlastet, drücken Sie in die rechte Achselhöhle. Das blockiert den »männlichen« Energiefluss und macht ihn zu einem lust- und gefühlvolleren Liebhaber. Ist er dagegen eher von der schüchternen Sorte oder übermäßig empfindlich, drücken Sie in die linke Achselhöhle. Das blockiert den »weiblichen« Energiefluss und macht ein scheues Reh zum wilden Tiger.

Die Arme

Die Arme führen wahrlich ein erotisches Mauerblümchendasein. Sie kommen kaum in den Genuss sexueller Aufmerksamkeit. Dennoch verdienen sie eine Chance. Versuchen Sie es, und Sie werden rasch merken, dass es nicht viel braucht, um einen heißen Schauer der Lust zu entfachen. Stehen oder knien Sie seitlich neben Ihrem Partner.

Dann greifen Sie nach seiner Hand und klemmen sie sich unter die Achsel. Auf diese Weise bleibt der Arm oben und gleichzeitig entspannt. Geben Sie nun reichlich Massageöl auf Ihre Hände (auf beide wohlgemerkt), umfassen Sie den Vorderarm Ihres Partners, und schieben Sie sie langsam gleitend in Richtung Oberarm. An der Schulter angelangt, machen Sie in einer kreisenden Bewegung kehrt und fahren wieder zurück. Machen Sie nun das Gleiche noch einmal, nur streichen Sie diesmal nicht mit den Händen, sondern mit den Fingernägeln über den Arm. Besonders am reizempfindlichen Innenarm wird die Berührung mit den Nägeln meist als sehr erotisch empfunden.

Die Hände

Nehmen Sie die Hand Ihres Partners in die Ihre und malen Sie ihm mit dem Zeigefinger Ihrer anderen Hand hauchzarte Kreise in den Handteller. Dann verstärken Sie den Reiz, indem Sie den Daumen in den Handteller drücken, kreisförmig zu massieren beginnen und dabei die Haut mitbewegen, um auch die Muskeln darunter zu kneten. Der Handteller ist nicht nur übersät mit Nervenenden, sondern auch mit Akupressurpunkten. Gezielt aktiviert, strahlen sie auch auf andere Körperteile wohltuend aus.

Verflechten Sie dann Ihre Finger mit denen Ihres Partners. Schieben Sie die einzelnen Finger so weit ineinander, dass sich die Gewebe zwischen den Fingern berühren. Drücken Sie zunächst fest und bewegen Sie Ihre Hand dann Stück für Stück nach oben, über die Fingerspitzen hinaus. Damit regen Sie die Durchblutung bis in die Fingerspitzen an, in denen es zu kribbeln beginnt (besonders sinnlich wird es unter Verwendung von Massageöl). Zu guter Letzt widmen Sie sich dem kleinen Finger. Er gilt als sogenannte tertiäre erogene Zone, die besonders reizempfänglich ist, wenn der Partner bereits erregt ist. Haben Sie das Feuer der Lust bereits entfacht (was garantiert der Fall ist, wenn Sie den Tipps in diesem Kapitel Schritt für Schritt gefolgt sind), dann widmen Sie sich jetzt dem kleinen Finger und gießen damit noch etwas Öl ins Feuer. Dazu streichen Sie in einer sanften Sägebewegung mit dem Rand Ihres kleinen Fingers seitlich an dem des Partners entlang.

Der Bauch

Ob Waschbrett- oder Waschbär-, der Bauch ist ein besonders erotischer und sinnlicher Körperbereich, der das folgende Verwöhnprogramm genießen wird. Massieren Sie den Bauch um den Nabel kreisend im Uhrzeigersinn (ausgehend von der rechten Körperseite Ihres Partners fahren Sie nach oben und auf der linken wieder nach unten). Da unsere Nahrung im Uhrzeigersinn durch den Darm wandert, unterstützen Sie damit Darmtätigkeit und Verdauung, was Krämpfe, Verstopfungen und Blähungen lindert – und ganz nebenbei das erotische Verlangen weckt.

Eine Stelle auf dem Bauch sollten Sie auf gar keinen Fall vergessen. Sie trägt den poetischen Namen »Meer der Energie« und liegt etwa drei Fingerbreit unter dem Nabel. Sie besteht aus drei Reflexpunkten und soll das Epizentrum sexueller und kreativer Energie sein (daher der Name). Streichen Sie leicht mit den Fingerspitzen oder der flachen Hand darüber und führen Sie dabei kleine Wellenbewegungen aus. Das bringt das Blut in den unteren Regionen in Wallung – und das kann Ihnen nur recht sein, denn dorthin wollen Sie als Nächstes!

Nun, da Sie Ihren Partner in einen Zustand der Entspannung und höchster sexueller Erregung versetzt haben, wird er ganz wild und heiß darauf sein, dass Sie an seine intimste Stelle vordringen. In den folgenden vier Kapiteln zeigen wir Ihnen, wie Sie an das aufregendste und intimste Glanzstück Ihres Partners Hand anlegen und ihm im Handumdrehen alle Sinne rauben.

5 Gewusst wo:
Die erogenen Zonen des Mannes

»Gott hat den Männern ein Gehirn und einen Penis
gegeben, aber nur so viel Blut, um jeweils eins von beiden
benutzen zu können.«

Robin Williams

Nichts – und wenn wir *nichts* sagen, meinen wir *nichts* –
bringt einen Mann mehr um den Verstand als das erotische Spiel mit seinem Glied. Ein wenig streicheln, ein wenig fummeln, und schon ist er heiß. Genau so denken viele
(Sie dürfen es ruhig zugeben!). Und weil wir uns darauf
wie selbstverständlich verlassen, strengen wir uns gar
nicht mehr groß an. Ähnlich unbelastet wie hochbegabte
Musterschüler, die sich nie wirklich anstrengen müssen,
gleiten wir mühelos durch unsere sexuellen Erfahrungen,
ohne je wirklich zu lernen, was seinen Zauberstab und
seine Lustkugeln wirklich zum Glühen bringt. Und überhaupt, was gibt es da zu lernen, wo Sie ohnehin wissen,
was Sie zu tun haben, um ihm ein verzücktes Lächeln ins
Gesicht zu zaubern?

Wir wollen ja gar nicht bestreiten, dass die Genitalien des Mannes extrem »benutzerfreundlich« sind. Trotzdem, jeder Mann kennt den Unterschied zwischen gutem Sex, super Sex und einem gigantischen erotischen Feuerwerk. Und um Letzteres zu entzünden, gibt es nur eines: den üblichen Matratzensport zu vergessen und den erotischen Horizont ein wenig zu erweitern. Für mehr »Pep im Bett« gibt es allerlei Möglichkeiten: Säuseln Sie ihm schmutzige Worte ins Ohr, bekleckern Sie ihn mit Schokoladensoße oder heißen Sie ihn in Klarsichtfolie gewickelt willkommen. Das mag manchen Mann durchaus reizen. Aber machen wir uns nichts vor: Am Ende kommt es darauf an, sein bestes Stück zu verwöhnen. Und hier sind Ihre Hände gefragt. Geschickte Handfertigkeiten kombiniert mit ein paar Grundkenntnissen über die männliche Anatomie unterhalb der Gürtellinie genügen, und Sie sind bestens gerüstet und bereit für heiße Abenteuer.

In diesem Sinne wollen wir einen ausführlichen Blick auf seine Ausstattung werfen. Umso vertrauter Sie mit seiner »Hardware« sind und wissen, wie sie funktioniert, umso leichter wird es sein, all die raffinierten Techniken zum Einsatz zu bringen, um ihn anzumachen und bei der Stange zu halten, damit sein Feuerwerk nicht zu früh losgeht... und vieles mehr.

Intime Details – Die Anatomie des Mannes

Trotz seiner scheinbaren Schlichtheit ist der kleine Freund des Mannes (der nicht von ungefähr mit so allerhand Kosenamen bedacht wird) weit komplexer, als man gemeinhin meinen möchte. Während man das männliche Prachtstück für gewöhnlich als eine einzige, riesige erogene Zone betrachtet, sieht die Wirklichkeit etwas anders aus. Einige Stellen sind hoch sensibel, andere weniger, und wieder andere sind derart reizempfindlich, dass der leiseste Fingerkitzel ihn zur Ekstase treibt.

Der folgende Überblick zeigt, mit welchen Stellen Sie Bekanntschaft machen werden und wie Sie diese am besten handhaben.

Der Schaft

Die Bezeichnung an sich erklärt, von welchem Teil des Penis wir hier sprechen. Der Schaft ist vermutlich der Körperteil, nach dem Sie zuallererst greifen, sobald Sie ihn im Adamskostüm vor sich haben. Doch davon abgesehen (und daran wird sich nichts ändern, auch wenn Sie noch so lange damit herumspielen) gehört er zu den am *wenigsten* empfindsamen Stellen seines Glieds. Das heißt nicht, dass Sie die Finger davon lassen sollten, das heißt lediglich, dass er gerne fester in die Hand genommen werden möchte. Alle

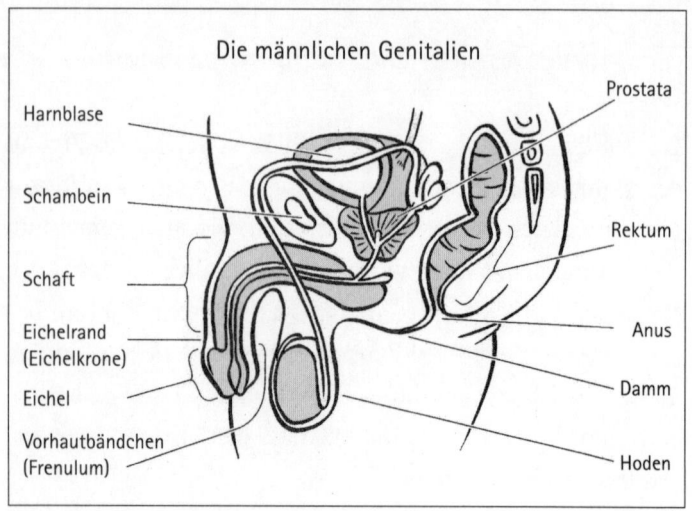

Die männlichen Genitalien

denkbaren Streicheleinheiten sind hier erwünscht. Ob klapsen, dehnen oder drücken, finden Sie selbst heraus, wie und wo er es am liebsten hat. Wenn Sie dann spüren, dass es Zeit wird für die feineren Handarbeiten, tasten Sie sich Stück für Stück höher zum nächsten heißen Punkt ...

Die Eichel

Der eichelförmige »Kopf« des Penis ist sozusagen das sexuelle Lustzentrum des Mannes. Hier konzentrieren sich sehr viel mehr Nervenenden auf einem Fleck als am Schaft, weshalb die Eichel überaus erregbar ist. Jede noch so leichte Berührung kann Gänsehaut pur auslösen. Sie sollten aber darauf achten, dass Sie diesen »Lustapfel«

nicht zu heftig stimulieren, da er leicht überreizt werden kann, was zu Taubheitsgefühlen und Schmerzen führt.

Der Eichelrand (Eichelkrone)

Der Eichelrand, der leicht überstehende Hautrand zwischen Eichel und Schaft, ist besonders empfindlich. Er ist übersät mit vielen frei liegenden Nervenenden, weshalb selbst kleinste Reize wahrgenommen werden. Verweilen Sie hier also ruhig ein wenig länger. Um herauszufinden, wo seine besonders heißen Punkte liegen, umfahren Sie den Rand mit dem Zeigefinger – wie der Stundenzeiger eine Uhr – und streicheln Sie in »stündlichen« Abständen. Und? Um *wie viel Uhr* reagiert er besonders? Um »*Sex*« vielleicht?

Das Frenulum

Es ist der heißeste Punkt schlechthin, für viele Männer das A(h) und O(h) der Lust. Es liegt zwischen der Eichel und dem Innenblatt der Vorhaut und ist ein echtes Pulverfass der Lust. Ein bloßes Kitzeln mit dem kleinen Finger genügt, und schon fängt es Feuer. In unseren Kursen haben wir festgestellt, dass nur rund die Hälfte der männlichen Teilnehmer diese hoch erregbare Stelle überhaupt kennt – und nur eine Handvoll kennt ihren Namen. Wenn auch Ihr Partner diesbezüglich im Dunkeln tappt, dann nichts wie ran an die Zündschnur – erhellende Explosion garantiert!

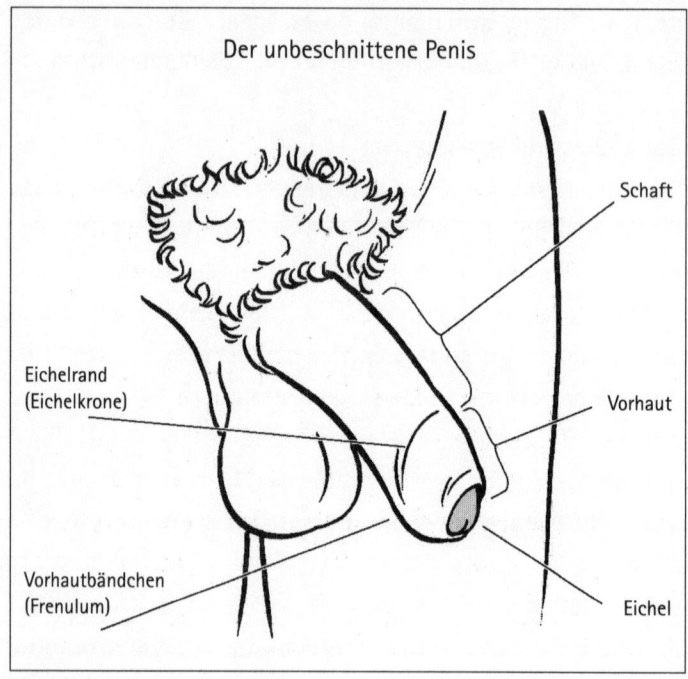

Der unbeschnittene Penis

Schaft

Eichelrand
(Eichelkrone)

Vorhaut

Vorhautbändchen
(Frenulum)

Eichel

Die Vorhaut (falls *er* unbeschnitten ist)

Beim unbeschnittenen Mann haben Ihre Hände von Natur aus mehr zum Verwöhnen: die Vorhaut. Die Vorhaut bedeckt die Eichel wie ein kleines Dach. Sie ist ausgestattet mit ein paar einzigartigen erotischen Extrapunkts. Zum einen enthält sie zahlreiche spezielle Druckrezeptoren, die sogenannten Meissnerschen (Tast-)Körperchen, deren einziger Zweck darin besteht, Lust zu empfinden... und Punkt. Zum anderen wird durch das Auf- und Abschieben der Vorhaut sowohl die Eichel als auch die Vorhaut stimuliert, was einen doppelten Genuss beschert. Die Vorhaut zieht sich zurück, sobald der Penis erigiert ist. Sie können ihn nun ähnlich handhaben wie den Penis eines beschnittenen Mannes. Doch um sicherzugehen, fragen Sie Ihren Partner ab und zu, wo und wie es ihm besonders gefällt.

Die Hoden

In Anbetracht der Tatsache, dass alle künftigen Generationen der Menschheit von diesen beiden kleinen Spermienfabriken abhängen, versteht es sich von selbst, sie sanft und vorsichtig zu behandeln. Viele aber trauen sich an seine Familienjuwelen erst gar nicht heran. Und das ist äußerst schade, denn diese Zwillinge enthalten haufenweise Nervenenden, die nach etwas Aufmerksamkeit geradezu lechzen. Viele Männer mögen es sehr gerne, wenn man ihre Hoden leicht mit den Fingerspitzen streichelt oder sie im Handteller wiegt. Oder auch, wenn man sie am Skrotum (Hodensack) – das ist der Haut- und Muskelsack, der das wertvolle Gut umgibt – kneift und daran zieht. Zwei Dinge aber sollte man *tunlichst* vermeiden – Drehen und Zusammendrücken (das quetscht die Samenleiter, durch die die Spermien in den Penis wandern). Goldene Regel: Behandeln Sie die Hoden stets wie rohe Eier! Beginnen Sie mit einem sanften Streicheln und beobachten Sie seine Reaktionen. Und falls sich seine Hoden dann irgendwann zusammenziehen und sich zum Körper hin aufrichten – Glückwunsch! Das heißt, ihm gefällt, was Sie tun. Merken und weitermachen!

Der Damm (Perineum)

Der Damm ist die Region zwischen Hoden und Anus und ist bei vielen eine weithin unberührte erogene Zone. Zeit, dies schleunigst zu ändern. Unter der Dammregion verborgen liegt die hochempfindsame Geschlechtsdrüse des Mannes, die Prostata. Auf eine indirekte (äußere) Stimulation wie eine leicht knetende Massage der Dammhaut reagieren viele heiße Punkte auf einmal, auch die Prostata. Sie kann aber auch durch eine direkte Stimulation erregt werden, auf die wir gleich zu sprechen kommen.

Der Anus

Der Anus führt oft ein Schattendasein und erfährt kaum erotische Aufmerksamkeit. Doch wer sich traut, in diese wenig erforschten Gefilde vorzustoßen, wird feststellen, dass sie zu Unrecht im erotischen Abseits stehen. Neben dem Penis ist diese Region mit mehr Nervenenden übersät als jeder andere Körperteil. Und als ob das nicht Grund genug für eine erotische Entdeckungstour wäre, spürt man etwa sieben Zentimeter hinter der Öffnung einen walnussgroßen Vorsprung – die Prostatadrüse, einen wahren Quell an Erregbarkeit.

Die Handhabung des besten Stücks: Worauf es ankommt

Im nächsten Kapitel geht es darum, spezielle Techniken auf die zuvor genannten Körperteile anzuwenden, um ihn völlig verrückt zu machen und nach mehr winseln zu lassen. Damit Sie aber häufig gemachte Fehlgriffe (im buchstäblichen Sinne) vermeiden, wollen wir Ihnen zunächst ein paar allgemeine Ratschläge an die Hand geben, denn Handanlegen ist nicht so einfach und selbstverständlich, wie oft gedacht. Die richtigen Handgriffe aber werden dem kleinen Freund des Mannes mit Sicherheit sehr gefallen.

Mal harte Sache – mal weicher Kern

Es ist schon eine lustige Sache, das mit dem Ständer: Mal wird er ohne das geringste Zutun (und in den unmöglichsten Situationen) steif, und mal tut sich selbst mit all den Tricks der Welt rein gar nichts. So oder so, denken Sie bloß nicht, es sei Zeitverschwendung, wenn sich das Zelt in seiner Hose nicht sofort aufbaut; oder wenn sich sein bestes Stück zwar zuerst aufrichtet, seine Standfestigkeit dann aber wieder verliert. Erektion = Erregung, auf diese Gleichung scheinen wir gepolt und nehmen dieselbe gern als einen Gradmesser für Erfolg im Bett. Doch jeder Mann wird Ihnen bestätigen, dass sein kleiner Freund seinen eigenen Dickkopf hat. Also nehmen Sie mögliche Sperenz-chen bloß nicht allzu persönlich.

Ob hart oder schlaff – denken Sie immer daran, dass sich auf seinem Freudenstab nach wie vor sehr viele hypersensible Nerven konzentrieren, welche seine erotische Richter-Skala zum Ausschlag bringen können; einige Männer (insbesondere ältere Herrschaften) können sogar zum Erguss kommen, wenn ihr Penis weich wie Softeis ist. Tatsächlich zeigen viele der von uns vorgestellten Genital-massagen die beste Wirkung, wenn sein Ständer alles andere als bretthart steht. Egal wie, falls er so gar nicht auf Touren kommen will, ist das Schlimmste, was Sie tun können, die Handarbeit abrupt abzubrechen und zu fragen: *Stimmt was nicht?* Unter Druck geht schon mal gar nichts. Mit dieser Frage bringen Sie ihn nur noch mehr in Nöte, und er kriegt ihn erst recht nicht hoch. Fragen Sie statt-dessen: *Magst du es so, oder gefällt es dir hier besser?* Ihr Partner kann Sie dann lenken oder Sie ermutigen weiter-zumachen, weil es ihm genau so gefällt, auch wenn es Ih-nen nicht so vorkommen mag. So oder so, letztlich sollte es *aufwärts* gehen!

Handspiel – anschaulich gemacht

Haben Sie Ihren Partner noch nie masturbieren sehen? Dann wird es Zeit. Bitten Sie ihn um eine kleine Vorstellung (oder falls Sie ihm schon einmal dabei zugeschaut haben, bitten

Sie ihn, es noch mal zu tun!). Jeder Penis ist ein wenig anders. Aber wer, wenn nicht der große Freund, kennt die speziellen Eigenarten seines kleinen Freundes am besten? Natürlich können Sie Ihren Partner auch einfach nur fragen, welche Vorlieben er hat oder was er so gar nicht mag. Aber da Taten mehr als Worte sagen, können Sie ihn auch gleich bitten, Ihnen zu zeigen, wie es geht, und Ihre Augen weiden an einem erregenden Spektakel.

Gut möglich, dass der ein oder andere Mann etwas Hemmungen hat, diesen sehr intimen Akt vor Ihren Augen zu vollführen. Schlagen Sie ihm in diesem Fall eine Partnershow vor, bei der Sie beide voreinander masturbieren; kaum ein heißblütiger Mann wird einem solchen Angebot widerstehen können. Oder legen Sie Ihre Hände an sein bestes Stück, seine Hände obenauf und lassen Sie sich dann von seinen Bewegungen leiten. Wie auch immer Sie die kleine Lehrstunde in Sachen Masturbation anpacken, Sie werden eine Menge über seine erogenen Zonen lernen, darüber, wo und wie er es am liebsten hat. Die Lernergebnisse speichern Sie dann in Ihrer mentalen Erotikdatenbank ab, um Sie beim nächsten Mal abrufen und tatkräftig zum Einsatz bringen zu können.

Aber: Kopieren Sie seine Bewegungen nicht bis ins kleinste Detail. Falls Sie es nicht wissen sollten, die meisten Männer (auch die in einer Beziehung) masturbieren sehr viel öfter, als Sie sich vorstellen (wollen), und das aus allerlei Gründen. Weil sie einfach nur geil sind, weil ihnen langweilig ist, weil beim Fußballländerspiel gerade Werbepause ist... etc. So ziemlich jede Gelegenheit kann ihn zum Masturbieren veranlassen. Insofern legen die meisten Männer die Messlatte nicht sonderlich hoch, wenn sie an sich herumspielen. Es ist also an Ihnen, ihm zu zeigen, wie heiß so ein Handspiel werden kann. Also: Falls Sie die Gelegenheit bekommen, ihm beim Masturbieren zuzuschauen, und ein wenig überrascht sind, wenn er in einem Höllentempo wie verrückt daran herumpumpt, dann heißt das nicht, dass Sie das genau so nachmachen sollen. Betrachten Sie es vielmehr als allgemeines Rahmenprogramm, innerhalb dessen Sie durchaus Ihren eigenen Spielraum haben (und nutzen sollten).

Nicht zu zimperlich!

Sagt Ihnen der Begriff »Penis-Akrobat« etwas? Wer als solcher auftreten will, muss sein bestes Stück in verschiedene Formen bringen und zu lustigen Figuren verbiegen können! Mann zieht, zupft und dehnt seinen Penis in jede erdenkliche Form, vom Hamburger bis zum Surfbrett. Das heißt nicht, dass Sie sich so etwas unbedingt ansehen müssen, obwohl es ein recht unterhaltsames Spektakel darstellt. Sondern es lässt keinerlei Zweifel mehr daran, dass das männliche Glied zwar sehr sensibel ist, aber so einiges aushält. Es lässt sich mühelos falten wie beim Origami, plätten wie ein Pfannkuchen und dehnen wie Knetgummi (gut, das ist vielleicht ein bisschen übertrieben, aber Sie verstehen, was gemeint ist!).

Biegsam ist das Glied vor allem in Ruhestellung, aber auch ein Ständer lässt sich ohne nachteilige Auswirkungen sanft biegen (an der Peniswurzel). Selbst die Hoden sind nicht so empfindlich, wie man denkt. Wenn Sie also *allzu* zärtlich und vorsichtig ans Werk gehen, könnte es sein, dass Sie Ihren Partner um eine ganze Menge dessen bringen, was die breite Palette der Sinneslüste zulässt. Nur zu, experimentieren Sie, spielen Sie mit seinem Glied herum und testen Sie die Grenzen aus. Er wird es Ihnen schon sagen, wenn es ihm zu viel wird. Das ist allemal besser, als hin und her zu überlegen, wo seine Schmerzgrenze wohl liegen mag. Solange Sie immer schön langsam machen und ein Auge auf seine Reaktionen haben, steht dem kreativen Spaß nichts im Wege. Er wird es genießen!

Die Balance zwischen Tempo und Druck

Klar, Männer geben sich, als könnten sie nie genug vom Stimulieren der richtigen Stellen bekommen. Trotzdem, zu viel des Guten kann die Nervenenden betäuben. Um nicht über das Ziel hinauszuschießen, achten Sie auf ein ausgewogenes Yin und Yang zwischen Tempo und Druck. Faustregel: Je fester der Griff, desto langsamer das Tempo; je sanfter der Griff, desto schneller können Sie reiben. Haben

Sie sich also schon eine Weile der Eichel und dem Schaft gewidmet, gewähren Sie diesen reizempfindlichen Stellen eine Auszeit, damit sich die Nerven erholen können, und wenden Sie sich inzwischen anderen erogenen Zonen zu. Spielen Sie mit seinen Hoden, streicheln Sie seine Brust oder (öfter mal was Neues!) schlängeln Sie sich verführerisch an ihm hinauf bis zu seinem Mund und küssen Sie ihn lang und leidenschaftlich. Männer mögen diese romantischen Zärtlichkeiten mehr, als sie es zugeben.

Sex 'n' Drugs verträgt sich nicht

Ob er vor Ihrem zweisamen Stelldichein ein paar Bier, ein Wasserpfeifchen oder gar Härteres genossen hat – eins sollte Ihnen klar sein: Während die meisten dieser Substanzen enthemmend wirken, können sie auch die Durchblutung verlangsamen (weshalb Mann, wie Sie bestimmt alle schon bemerkt haben, Probleme hat, ihn hoch zu kriegen, wenn er besoffen ist). Auch das Rauchen hemmt den Blutfluss, und sogar Arzneimittel (vor allem Antidepressiva) streuen mitunter Sand in sein Getriebe. Die Folge: Er hat Probleme, einen Ständer zu kriegen, denselben steif zu halten oder ihn überhaupt zum Einsatz zu bringen. Steht zu vermuten, dass bestimmte Arzneimittel seine männlichen Kräfte beeinträchtigen, sollte er sich mit seinem Arzt besprechen. Vielleicht lässt sich eine Alternative mit weniger unerwünschten Nebenwirkungen finden.

Erregende Sexstellungen – Experimentieren Sie!

Posieren Sie während der Handarbeit an seinem Glied in aufreizenden Stellungen. Wie? Ideen haben wir zuhauf, und jede für sich hat ihren Reiz. Hier ein paar Anregungen:

- Er liegt auf dem Rücken mit geschlossenen Beinen, während Sie spreizbeinig auf seinen Oberschenkeln sitzen. Variante: Er spreizt die Beine, und Sie knien dazwischen, was Ihnen ermöglicht, leichter an Hoden und Anus zu kommen.
- Er liegt auf dem Rücken, während er die Beine nach oben streckt und leicht anwinkelt, sodass Kniekehlen oder Füße auf Ihren Schultern liegen. Sie sitzen dabei auf der Matratze vor ihm, besser gesagt zwischen seinen Beinen, und spreizen wiederum Ihre Beine V-förmig seitlich an seinem Körper vorbei. Da sein Gesäß in dieser Position leicht erhöht ist, kommen Sie sehr leicht an seine hinterseitige Lustquelle.
- Er sitzt etwas erhöht, während Sie zwischen seinen Beinen hocken oder knien – eine Position, die von seiner Warte aus etwas Anbetendes hat, weshalb er sich wie ein König fühlen kann.
- Er steht, während Sie vor ihm sitzen oder knien. Da diese Position ihn zwingt, Schenkel und Pobacken anzuspannen, kann es gut sein, dass er sehr viel reizempfind-

licher wird und umso heftiger reagiert – egal, ob er mit geschlossenen oder leicht gespreizten Beinen steht.

Bloß nicht die Luft anhalten!

Je heißer die Leidenschaft entbrennt, desto öfter kommt es vor, dass Mann den Körper anspannt und die Luft anhält – meist dann, wenn er sich zu stark konzentriert. Doch Muskeln und Nerven brauchen Sauerstoff, um richtig funktionieren zu können. Je tiefer er atmet, desto tiefer empfindet er. Erinnern Sie ihn, tief ein- und auszuatmen, damit der heißblütige Spaß auch anhält.

Lassen Sie sich Zeit!

Einen Mann zum Höhepunkt zu bringen ist recht leicht – ob mit der Hand, dem Mund, der Vagina, der Achselhöhle oder sonst wie. Und klar, ist man müde oder die Zeit wird knapp, will man die Sache schnell erledigen, man weiß ja schließlich, wie es geht (und man will ja auch keine Klagen hören). Das soll nicht heißen, dass eine schnelle Nummer kein Vergnügen ist. Aber wenn man bedenkt, dass die Intensität seines Orgasmus vom Grad der Erregung bedingt wird, in den Sie ihn beim Vorspiel gebracht haben, dann stellt sich die Frage: Warum sich mit einem Maulwurfshügel zufrieden geben, wenn man die Spitze des Mount Everest stürmen kann? Damit es ein stürmisches Abenteuer wird, sollten Sie versuchen, das Tempo bei der Stimulierung etwas herunterzuschrauben. Oder: Wenn er kurz davor ist, lassen Sie ihn noch ein wenig zappeln. Es lohnt sich.

Verlängerung gefällig?

Sie alle kennen das wahrscheinlich – wenn der Punkt erreicht ist, an dem es kein Zurück mehr gibt, an dem Ihr Partner nur Millisekunden davon entfernt ist, ein Stück Himmel auf Erden zu erleben. Doch es *ist* möglich, ihn selbst an diesem Punkt noch zu bremsen und den Höhepunkt hinauszuschieben (falls Sie das wollen). Ist er unmissverständlich kurz davor, dann legen Sie Daumen und Zeigefinger an der Peniswurzel ringförmig um den Hodensack und ziehen Sie die Hoden leicht vom Körper weg. Warum das funktioniert, hat folgenden Grund: Kurz vor dem Samenerguss ziehen sich die Hoden enger zum Körper hin, um den Samenausstoß startklar zu machen. Indem Sie nun das Kugellager aus seiner Ladeposition heben, können Sie das Trommelfeuer beinahe endlos wirkungsvoll aufhalten. Keine Bange, das tut nicht weh; Sie zündeln lediglich mit der Zündschnur und heben sich die Explosion für später auf.

Ja! Ja! Ja! Mehr davon!

Dass Frauen multiple Orgasmen haben können, also mehrere Orgasmen hintereinander, wissen Sie wahrscheinlich. Aber, und das mag den ein oder anderen überraschen:

So zögern Sie den Samenerguss hinaus

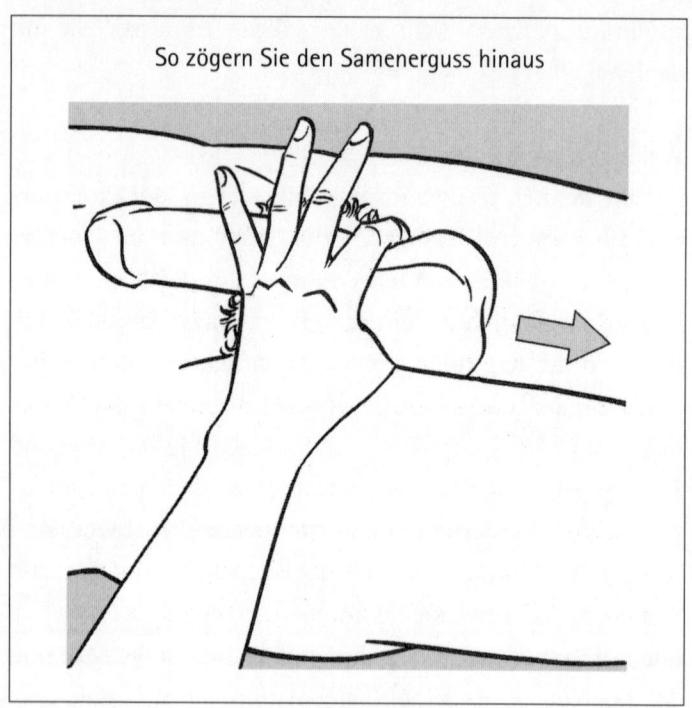

Auch Männer können das. Mit ein bisschen Übung kann Mann zweimal, dreimal oder auch öfter, und zwar ohne lange Pausen dazwischen. Zweifel? Dann lassen Sie uns eine kleine wissenschaftliche Erklärung dazu geben:

Nach verbreiteter Ansicht sind Orgasmus und Samenerguss des Mannes ein einziges großes Lustpaket. Im Grunde aber handelt es sich um zwei ganz verschiedene physiologische Vorgänge, die nicht zwangsläufig gleichzeitig ablaufen müssen. Wie Mann das eine vom anderen trennt, kann er mit ein bisschen Übung erlernen, und Sie können ihm dabei helfen. Er kann nämlich haufenweise Orgasmen haben, ohne gleich seine kleinen Schwimmmeister (die Spermien) freizusetzen, womit üblicherweise auch sein steifes Glied wieder erlahmt und der ganze Zauber ein Ende hat. Zunächst muss Mann lernen, wie er den Pubococcygeal-Muskel zusammenzieht (kurz PC genannt). Das ist der Schambein-Steißbein-Muskel im Bereich des Beckenbodens, mit dem der Urinstrahl unterbrochen werden kann. Das Zusammenziehen dieses Muskels kann auch den Samenausstoß hemmen. Doch dafür muss Mann diesen Muskel trainieren (anfangs am besten für sich allein). Er sollte ihn zunächst eine Woche lang ein paar Mal am Tag anspannen und wieder lockern (20 bis 30 Mal). Diese Übung ist das männliche Pendant zur klassischen Kegel-Übung für die Frau.

Wenn Sie sich beide schließlich bereit fühlen für das multiple Lusterlebnis, beginnen Sie ihn wie üblich zu stimulieren. Dann, wenn er die erste Orgasmuswelle wogen spürt, stoppen Sie die Stimulation, während er den PC-Muskel so fest wie möglich zusammenzieht. Auf diese Weise kann er den Samenerguss aufhalten, die Orgasmuswelle aber genießen. Diese Lustwelle kann er nun reiten, so oft es ihm beliebt, um dann auf das große Finale zuzusteuern, in dem er die aufgestaute Lust natürlich irgendwann entladen will.

6 Handbewegungen, die *Männer* umhauen!

Wir verraten Ihnen hier, wie Sie auf der Klaviatur seiner Lust so spielen, dass er atemlos keuchen und kaum Worte finden wird für Ihren erotischen Meisterstreich: *Was war das? Mehr davon! Weiter!* Er wird alle vorherigen Erlebnisse und Vorstellungen über atemberaubende Lustgefühle vergessen, wenn er unter Ihren Händen dahinschmilzt. Die Techniken, die Sie in diesem Kapitel lernen, bringen Handteller, Finger, Knöchel und Nägel in einem variantenreichen und kreativen Spiel zum Einsatz... und er wird nicht wissen, wie ihm geschieht.

Das Allerbeste dabei: All die Techniken haben einen erfrischend gemeinsamen Nenner – sie sind kinderleicht. Sie müssen sich also nicht in anstrengenden Sexstellungen verbiegen, sich auf teure Requisiten oder komplizierte Rollenspielszenarien einstellen. Selbst die komplexesten Handgriffe lassen sich in wenigen Minuten meistern, was für viele Paare, die nicht auf ausschweifende Orgien mit viel Brimborium stehen oder keine Zeit dafür haben, eine Riesenerleichterung darstellt. Manuelle Techniken können mit anderen Praktiken durchaus mithalten. In Kapitel 10 werden wir Ihnen zeigen, wie Sie die Handarbeit in den Geschlechtsakt, in den Oralsex oder andere Liebesspiele einbinden können. Fürs Erste aber rücken wir Ihre Hände in den Mittelpunkt der Aufmerksamkeit und zeigen Ihnen ein paar Tricks, die Sie zum Staunen bringen werden.

Penis-Shiatsu

Anwendbar im erigierten oder schlaffen Zustand, mit oder ohne Gleitcreme

Bei dieser Technik handelt es sich nicht um ein Streicheln, sondern um eine Reihe von Druckbewegungen, welche die Nerven unterhalb der Haut stimulieren und den Blutfluss ankurbeln (und das bedeutet: besserer Blutfluss = größere Erektion). Zu Beginn legen Sie Daumen und Mittelfinger ringförmig um das untere Ende des Schafts. Verengen Sie diesen Ring, indem Sie etwa eine Sekunde lang leicht drücken und den Griff dann wieder lockern (versuchen Sie dabei, den Druck möglichst an den Seiten des Schafts anzuwenden, nicht an der Vorder- oder Rückseite, denn dort verlaufen Adern, die auf Druck schmerzempfindlich reagieren.) Schieben Sie den »Ring« etwa anderthalb Zentimeter aufwärts und drücken Sie dann erneut. So verfahren Sie bis oben hin zur Eichel, wo Sie eine letzte sanfte Druckbewegung ausführen.

Neben der Stimulation des tieferen Gewebes und der

Durchblutung trifft diese Technik auch eine Reihe von Akupressurpunkten, die auf dem Penis liegen und mit anderen Regionen des Körpers verbunden sind. Der Peniskopf, also die Eichel, ist beispielsweise mit der Zirbeldrüse gekoppelt. Das oberste Drittel des Penis steht in Wechselbeziehung mit Milz, Mund, Bauch und Bauchspeicheldrüse; das mittlere Drittel mit Leber, Augen und Dünndarm; das untere Drittel bis zum Schaftende mit Dickdarm, Nieren und Blase. Indem man nun diese Punkte drückt, breitet sich die Energie durch den Körper aus und gelangt an alle möglichen Stellen. Alles in allem weckt das Penis-Shiatsu eine kraftvolle Energiequelle von Kopf bis Fuß und ist eine großartige Methode, um ein liebestolles Stelldichein einzuläuten.

Effektive Dehnübungen für den Penis

Am besten anwendbar im schlaffen Zustand, ohne Gleitcreme
Nehmen Sie den Peniskopf fest in eine Hand und ziehen Sie langsam – zuerst nach unten in Richtung seiner Füße, dann nach links und nach rechts, dann nach oben, und abschließend lassen Sie den Penis um 360 Grad »kreiseln«. Führen Sie jede Bewegung etwa fünf Sekunden lang aus. Während man im Allgemeinen wohl kaum auf die Idee kommt, den Penis zu dehnen wie die Achillessehnen vor einem Fünftausend-Meter-Lauf, verschafft diese Übung ein einzigartiges – und höchst prickelndes – Lustempfinden. Vertrauen Sie uns, es wird nicht wehtun. Ein Penis hält

das von Natur aus gut aus. Vergewissern Sie sich lediglich, dass Sie Ihrem Partner nicht zu viel zumuten und sein
bestes Stück nicht *länger* dehnen, als es dehnbar ist. Auch
wenn wir die Männer in unseren Kursen meist stöhnen
hören: »Weiter! Weiter!« Diese Technik fühlt sich nicht nur
gut an, sie bietet auch nachhaltige Vorteile: Seine Erektio-
nen werden größer, länger und stärker. Und das dauerhaft.
Das soll nicht heißen, dass Größe und Länge das Nonplus-
ultra sind, aber wir glauben, dass sich die meisten Männer
gewiss nicht beklagen werden, wenn ihr kleiner Fisch sich
wie Moby Dick fühlen darf.

Schütteln, Rasseln, Drehen
Am besten anwendbar im schlaffen Zustand, ohne Gleitcreme
Legen Sie die Hand um den Kopf des Penis, und halten Sie
ihn gerade, sodass er sich im 90-Grad-Winkel zum Körper Ihres Partners befindet. Dann beginnen Sie, ihn in kleinen Kreisen zu bewegen, so als wollten Sie den Joystick
an einem Videospiel ausprobieren. Beginnen Sie mit fünf
langsamen Kreisen, auf die fünf schnelle folgen, und dann
(nun schütteln Sie buchstäblich das Ass aus dem Ärmel!)
schütteln Sie ihn! Ganz genau! Schütteln Sie den Schaft,
als spielten Sie die Rumbakugeln in einer Mariachi-Band.
Keine Sorge, sein Penis hält das aus. Das Wackeln stimuliert
das Gewebe auf gänzlich neue Weise; und abgesehen davon,
dass es sich höchst erregend anfühlt, verströmen Sie dabei

Die (Saft-)Presse

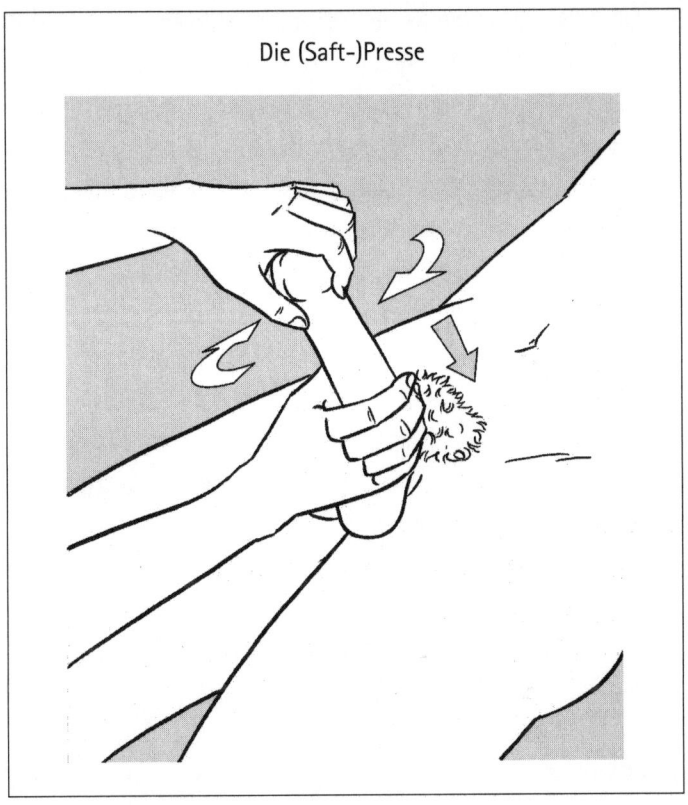

haufenweise Selbstbewusstsein. Es ist verspielt und neckisch und zeigt ihm, *wer* die Sache wirklich in der Hand hält.

Die (Saft-)Presse

Am besten anwendbar im erigierten Zustand, mit Gleitcreme

Erinnern Sie sich an die kleine Anatomiestunde aus Kapitel 5? Daran, dass die Eichel weit mehr Nervenenden enthält als der Schaft? Folglich hat er eine VIP-Behandlung verdient (das *P* steht hier wohlgemerkt für *Penis*). Für höchstes Lustempfinden halten Sie das untere Ende des Schafts mit einer Hand und ziehen nach unten. Das zieht die Haut am Kopf straff, was die Empfindsamkeit umso mehr steigert, da besagte Nervenenden nun frei und ungeschützt liegen.

Ihr Partner ist damit höchst erregbar und reagiert auf jeden noch so zarten Reiz. Heizen Sie seine Lust weiter an, indem Sie nun die andere Hand nehmen (die Sie möglichst mit Gleitmittel eingecremt haben) und seinen Peniskopf so umfassen, dass Ihre Finger von oben wie ein Korb aufliegen, während Ihre Fingerspitze die Eichelkrone sanft umkreisen. Drehen Sie dabei Ihr Handgelenk mal nach links, mal nach rechts, während Sie den Peniskopf weiterhin streicheln – ein bisschen so, als würden Sie eine Orange auspressen.

Die Klemme

Am besten anwendbar im erigierten Zustand, mit Gleitcreme

Genau wie bei der (Saft-)Presse gilt die größte Aufmerksamkeit auch hier dem Peniskopf. Nur treiben Sie ihn hierbei nicht ganz so sanft zur Ekstase, sondern Sie packen richtig zu und überfluten ihn geradezu mit rauschhaften Reizen. Halten Sie zunächst wieder das Ende des Schafts, und ziehen Sie nach unten, sodass die Haut straff gespannt ist. Mit der anderen Hand (die gut mit Gleitmittel eingecremt sein sollte) machen Sie eine Faust, die oben eine kleine Öffnung hat... durch diese schieben Sie langsam den Kopf des Penis, während Sie fest drücken.

Und falls Sie noch nicht selbst darauf gekommen sind: Diese Technik ahmt jenen extrem befriedigenden Moment nach, in dem sein Luststab in andere Körperöffnungen dringt (Vagina oder Anus). Und da Sie die »Klemme« jederzeit anziehen und lockern können, kann er die Wonnegefühle sehr intensiv erleben. Denken Sie aber an die Faustregel: Je fester der Griff, desto langsamer das Tempo, damit die Nervenenden nicht überstrapaziert sind. Sobald Sie den Kopf fest im Griff haben, gleiten Sie langsam über den Schaft nach unten und dann wieder zurück nach oben. Wiederholen Sie diese Bewegungen, so oft es ihm (oder besser gesagt, seinem kleinen erigierten Freund) beliebt.

Twist 'n' Shout
Am besten anwendbar im erigierten Zustand, mit Gleitcreme
Diese Bewegung ist genau die gleiche wie bei der Klemme, nur fügen Sie hier eine Drehung hinzu. Wenn Ihre Hand den Peniskopf umfasst, entweder beim Abwärts- oder Aufwärtsstreichen, drehen Sie Ihr Handgelenk und auch die Faust. Das heizt den Nervenenden so richtig ein und fühlt sich *hammerhart* an.

Die Rassel

Anwendbar im erigierten oder halb erigierten Zustand, mit oder ohne Gleitcreme

Umfassen Sie seinen Peniskopf so, dass Ihre Finger von oben wie ein Korb lose aufliegen und noch etwas Spiel haben. Dann rütteln Sie mit der Hand so, dass der Kopf leicht gegen Ihre Finger hüpft. Eine kesse Bewegung, die nach einigen sanften Streicheleinheiten sehr erfrischend wirkt... und nicht zuletzt für spritzige Überraschungen sorgen kann.

Die Schleife

Anwendbar im erigierten oder schlaffen Zustand, mit Gleitcreme

Formen Sie mit Daumen und Zeigefinger einen Ring (wie zu einem Okay-Zeichen). Diesen Ring legen Sie um die Eichelkrone und fahren damit bis zum Eichelrand sacht auf und ab. Dabei streift der Ring so viele Nervenenden, dass selbst die leichteste Bewegung ein intensives Lustempfinden auslöst. Er wird mehr als überzeugt sein, dass Sie magische Hände haben.

Der Kitzler-Kitzel

Anwendbar im erigierten oder schlaffen Zustand, mit Gleitcreme

Das Frenulum (Vorhautbändchen) ist, wie Sie sich erinnern, ein hochsensibler Punkt zwischen der Unterseite der Eichelkrone und dem Innenblatt der Vorhaut, dort, wo der

Peniskopf in den Schaft übergeht. Selbst kleinste Bewegungen haben hier mitunter größte Wirkung, die Sie mit folgender Technik garantiert erzielen: Legen Sie beide Daumen an die Unterseite der Eichelkrone und den Rest Ihrer Hände bequem auf (auf seinem Bauch etwa, wenn Ihr Partner liegt; oder umfassen Sie den Schaft, wenn Ihr Partner steht). Dann beginnen Sie, mit beiden Daumen münzgroße Kreise direkt auf dem Frenulum zu massieren.

Raffinierte Kniffe für den unbeschnittenen Penis

Ist Ihr Partner nicht beschnitten, haben Sie **mehr** Penis zum Spielen! Die zusätzliche Hautfalte, welche die Eichel bedeckt, lässt sich leicht auf- und abschieben (insbesondere, wenn der Penis im schlaffen oder halb erigierten Zustand ist). Und diese reibende Bewegung an sich sorgt für jede Menge Erregung. Und so geht's:

Spielen Sie »Guckguck«

Anwendbar im schlaffen oder halb erigierten Zustand, mit oder ohne Gleitcreme

Legen Sie die Hand um die Vorhaut, die den Kopf des Penis bedeckt hält. Dann schieben Sie die gesamte Vorhaut nach oben und wieder nach unten, sodass der Kopf mal verdeckt und mal zu sehen ist (»Guckguck«). Dabei werden gleich zwei hochsensible Regionen stimuliert: die Vorhaut und die darunterliegende Eichel. Und das verspricht Genuss im Doppelpack!

Kitzeln Sie das Köpfchen aus dem Rolli!

Anwendbar im schlaffen oder halb erigierten Zustand, mit oder ohne Gleitcreme

Halten Sie den Kopf des Penis zwischen Daumen und Fingern. Die Finger sollten an der Seite liegen, die zum Bauch hin zeigt. Reiben Sie dann mit dem Daumen über das Vorhautbändchen, sodass die Vorhaut langsam auf und ab gleitet. So wie beim »Guckguck« werden auch hier gleich zwei Regionen auf einmal stimuliert: die Vorhaut und das Vorhautbändchen. Multiple Reize garantiert!

Sobald der unbeschnittene Penis auf Touren kommt und die Vorhaut sich zurückzieht, sieht er im Großen und Ganzen aus wie seine beschnittenen Kollegen, fühlt sich auch so an und kann von daher auch so gehandhabt werden. Doch da jeder Mann anders empfindet und reagiert, vergewissern Sie sich immer, dass er sich wohlfühlt und den Spaß genießt.

V wie Volltreffer

Am besten anwendbar im erigierten Zustand, Gleitcreme ist ein Muss!

Formen Sie mit Zeige- und Mittelfinger jeder Hand ein V und legen Sie dann beide V eng um seinen Penis, sodass jeweils die Beuge zwischen den Fingern den Schaft umfasst. Dann fahren Sie mit Ihren Händen auf und ab. Die glatte Fingerseite wird ihm ein erquickend anderes Gefühl verschaffen als die raueren Handflächen und Fingerspitzen. Wechseln Sie zwischen diesen beiden Reizen öfter ab. Das wirkt wie ein Zünder auf die Nervenenden und entfacht ein Feuer der Lust.

Von beiden Enden!

Am besten anwendbar im erigierten Zustand, mit Gleitcreme!

Für diese Bewegung sollte Ihr Partner möglichst auf dem Rücken liegen, der Penis auf seinem Bauch. Mit Daumen und Zeigefinger drücken Sie sacht auf das Gewebe am unteren Ende des Schafts nahe am Bauch (Penisansatz). Der Schaft hebt sich nun etwas aus seiner Ruheposition. Halten Sie den Penis fest im Griff, während Sie am Penisansatz kleine, knetende Kreisbewegungen machen. Das regt den Blutfluss in den Schaft an und sorgt für eine steifere Erektion.

Inzwischen formen Sie mit Daumen und Zeigefinger der anderen Hand einen Ring, legen ihn um die Eichel

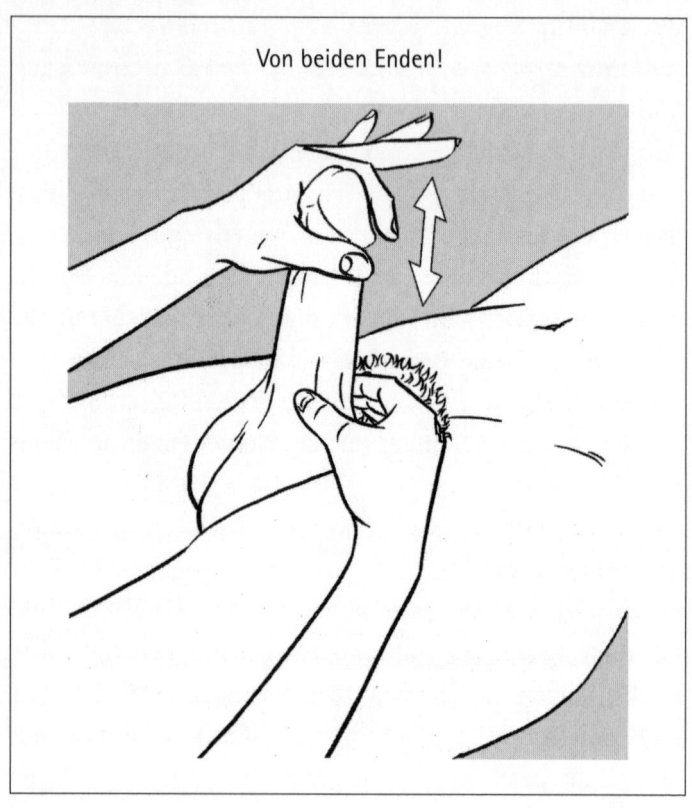

Von beiden Enden!

und streicheln damit leicht auf und ab, sodass Sie direkt über der Eichelkrone massieren. Das Zusammenspiel beider Bewegungen kann bei Ihrem Partner ein wahres Schnellfeuer der Lust auslösen, denn Sie zielen nicht nur auf *zwei* äußerst sensible Regionen (Eichel und Penisansatz), sondern reizen diese auch gleich auf *zweierlei* Ar-

ten. Oben an der Eichel wird ihn ein federleichtes Streicheln erregen, während ihn unten am Penisansatz ein
kräftiges Kneten und Ziehen stimuliert. Diese Technik erfordert ein wenig Konzentration, aber lohnt die Mühe allemal!

L wie Lust

*Am besten anwendbar im erigierten Zustand, Gleitcreme ist ein
Muss!*

Halten Sie Daumen und Zeigefinger beider Hände L-för-
mig im rechten Winkel gespreizt. Legen Sie nun beide Ls
jeweils seitlich an den Penis und fahren damit auf und ab,
sodass das weiche Gewebe zwischen Daumen und Zeigefinger den Schaft sanft streift. Keine andere Stelle Ihrer
Hand kann ihm ein so weiches, samtenes Gefühl verschaffen, welches ihn sehr wahrscheinlich an eine andere weiche, samtene Stelle der weiblichen Anatomie erinnert (die
Vagina!). Und einmal mehr wird er darüber staunen, wie
vielseitig begabt Ihre Hände doch sind!

Der Seitenwinder – 1

*Am besten anwendbar im erigierten Zustand, viel Gleitcreme ist
ein Muss!*

Wollen Sie Ihrem Partner so richtig einheizen, dann legen
Sie die Hände flach jeweils seitlich an den Schaft, sodass
sie parallel sind. Schieben Sie die Hände nun gegeneinan-

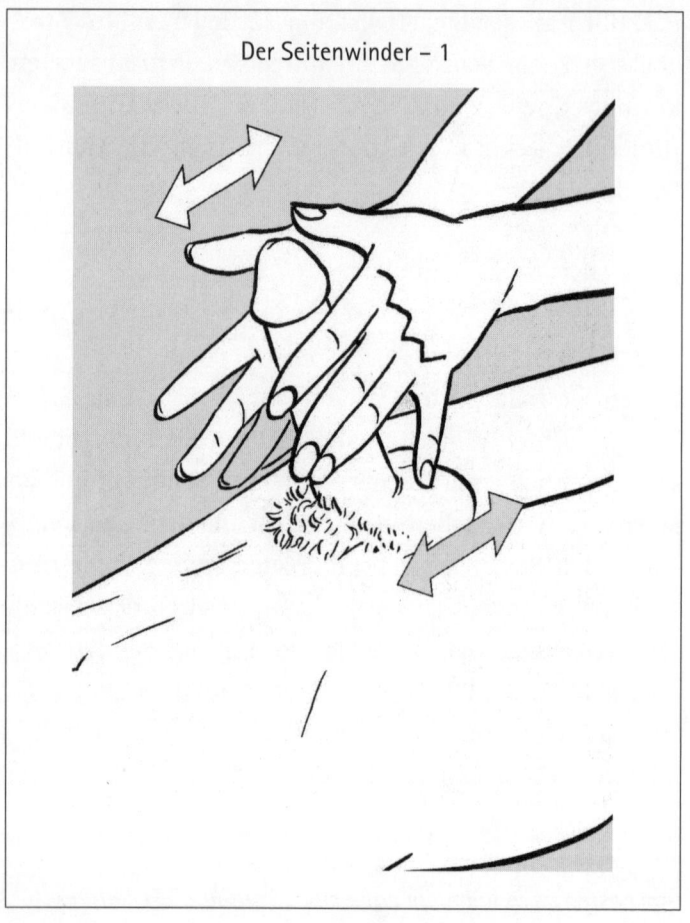

Der Seitenwinder – 1

der auf und ab (die eine Hand nach oben, die andere nach unten und dann umgekehrt), so als ob Sie Knete zwischen den Handflächen zu einer Schlange drehen. Das ungewohnt Neue an dieser Technik ist die Bewegungsrichtung, mit der die Nervenenden erregt werden (sowohl seitwärts als auch längs). Das sorgt für jede Menge Reibung, was seine »Kohlen« und damit das Feuer schürt.

Der Seitenwinder – 2

Am besten anwendbar im erigierten Zustand, viel Gleitcreme ist ein Muss!

Probieren Sie folgende Variante: Anstatt die Hände flach zu halten, umfassen Sie hier den Schaft mit beiden Händen und machen eine leicht wringende Bewegung, indem Sie in entgegengesetzte Richtungen drehen. So erzeugen Sie noch mehr Reibung als mit der flachen Hand. Aber denken Sie daran, viel Gleitcreme zu benutzen und nicht zu fest zu drücken, um die Nervenenden nicht zu überreizen. Das nämlich wäre für den armen Partner zu viel des Guten!

Der Kratzbaum

Am besten anwendbar im erigierten Zustand, viel Gleitcreme ist ein Muss!

Bei dieser Technik kommen Ihre Fingernägel ins Spiel. Streichen Sie mit den Nagelspitzen ganz leicht über den Schaft – und *nur* mit den Nagelspitzen! Nicht einmal die Fingerspitzen sollten den Schaft berühren. Ihre Nägel werden wie winzige Nadelstiche sein und ihn wohlig erschaudern lassen. Keine Sorge, es tut ihm nicht weh – ganz im Gegenteil!

Der Kratzbaum – umgekehrt

Am besten anwendbar im erigierten Zustand, mit oder ohne Gleitcreme

Sind Ihre Nägel zu kurz für die Kratzbaumtechnik, sodass Ihnen die Fingerspitzen stets in die Quere kommen? Dann probieren Sie folgende Variante: Reiben Sie den Schaft mit dem oberen Fingernagel und benutzen Sie die Nagelspitze für *stechende* Akzente. Oder Sie krümmen die Finger etwas nach innen, sodass der ganze Fingernagel samt Nagelhaut über den Schaft reibt. So oder so – es wird für Ihren Partner ein völlig neuartiges Gefühl sein, das er garantiert genießen wird.

Der Pawlow'sche Penis

Anwendbar im erigierten oder schlaffen Zustand, mit oder ohne Gleitcreme

Vom sogenannten Pawlow'schen Hund haben Sie wahrscheinlich alle schon einmal gehört. Im Rahmen etlicher Studien fand der Wissenschaftler Iwan Petrowitsch Pawlow heraus, dass man einen Hund so trainieren kann, dass er einen bestimmten Reiz, beispielsweise einen Klingelton, mit Nahrung verbindet und spontan zu geifern beginnt. Nun sind Männer keine Hunde, aber diese Art des konditionierten Reflexes kann auch im Bett funktionieren. Und zwar so: Reiben Sie Ihre Hände gut mit Massageöl ein. Dann legen Sie die eine Hand auf seine Genitalien, die andere in die Mitte seiner Brust. Halten Sie die Hände flach und entspannt und beginnen Sie an beiden Stellen in kleinen Kreisen zu massieren.

So stimulieren Sie die sexuelle Lust (in den Genitalien) sowie gleichzeitig die gefühlsbetonte Seite (das Herz). Simultan ausgeführt schafft diese Technik eine Verbindung von Liebe und Lust. Unterbewusst wird er seine Begierde (*»Ich bin so geil!«*) mit Gefühl verbinden (*»Ich bin so verliebt!«*). Geht es Ihnen auch um romantische Gefühle beim Sex, dann tut diese Technik mehr als nur den einen Zweck!

Burger King

Am besten anwendbar im erigierten Zustand, mit oder ohne Gleitcreme

Nehmen Sie den Penis zwischen beide Hände, die flach ausgestreckt sind. Nun beginnen Sie, ihn sacht von einer Handfläche in die andere zu klatschen, als würden Sie Frikadellen formen. Zugegeben, das mag im ersten Moment wie ein gemeiner Witz klingen, aber diese Technik kann wunderbar belebend wirken, den Blutfluss bis unter die Haut ankurbeln und damit das Reizempfinden erheblich steigern. Nur zu – spielen Sie mit ihm Burger und sehen Sie, ob er sich nicht wie ein König dabei fühlt!

Bauchmassage

Anwendbar im erigierten oder schlaffen Zustand, mit viel Gleitcreme

Ihr Partner liegt auf dem Rücken mit dem Gesicht nach oben. Tropfen Sie ihm nun ein paar Spritzer warme Gleitcreme oder Massageöl auf den Bauch, und zwar unterhalb des Bauchnabels, und legen Sie dann den Penis dort auf. Drücken Sie nun den äußeren Handballen fest gegen den Schaft und beginnen Sie, den Penis über den Bauch hin und her zu bewegen – wie einen Scheibenwischer. Diese Art der »Bauchmassage« ist für ihn wohl so neuartig, dass Sie schon deshalb mächtig punkten können! Ob Waschbrett oder Bäuchlein, haarig oder glatt – ganz egal. Das Gefühl, das er genießt, wenn sein Penis auf seinen Bauch trifft, ist ohnegleichen! Außerdem wird durch diese Art der Berührung auch der Bauch stimuliert, der nach der tantrischen Philosophie das Zentrum des Seins und der Sinnlichkeit ist.

Feuerbälle

Am besten mit Gleitcreme!

Die häufig unbeachteten Hoden sind zwei Juwelen, die nur darauf warten, gewürdigt zu werden. Für viele aber sind sie eine etwas heikle Angelegenheit. Falls auch Sie unsicher sind, wie Sie seine Eier am besten handhaben sollen, haben wir einen nützlichen Tipp für Sie: Nehmen Sie den

Hodenansatz zwischen Daumen und Zeigefinger und ziehen Sie die Hoden leicht vom Körper weg, sodass Sie beide Hoden als einen kompakten Sack in der Hand halten. Das spannt die Haut straff und legt viele Nervenenden frei, was ihn wiederum für alle weiteren Reize sehr viel empfindsamer macht. Mit den Fingerspitzen Ihrer anderen Hand beginnen Sie nun, den Hodensack leicht zu streicheln. Oder Sie kitzeln ihn mit den Fingernägeln. Oder Sie machen beides abwechselnd. Die Wirkung ist elektrisierend und hat noch einen weiteren Vorteil: Indem Sie die Hoden vom Körper wegziehen, können Sie ihn hinhalten, wenn er kurz davor ist, zu kommen (dazu mehr im nächsten Tipp!).

Zappeln lassen!

Am besten anwendbar im erigierten Zustand, mit Gleitcreme

Steuert er auf den Höhepunkt zu, während Sie aber noch lange nicht vorhaben, das Liebesspiel zu beenden, dann wird die folgende Bewegung seine Zündschnur glühen lassen, ohne zu explodieren: Legen Sie beide Hände übereinander um seinen Penis und bewegen Sie dann die obere Hand Richtung Peniskopf, die untere Richtung Hoden. Das zieht den Penis leicht auseinander. In dieser auseinandergezogenen Position halten Sie ihn kurz, lösen dann den Griff und wiederholen die Bewegung schließlich von vorne. In Kapitel 5 haben wir beschrieben, dass sich die Hoden kurz vor dem Samenerguss ein wenig zum Körper hin zusammenziehen. Da die Hand, die nach unten streicht, die Hoden mit nach unten zieht, entspannt sich diese Region, und der Erguss wird aufgehalten. Die andere Hand, die nach oben streicht, hält die Erregung dafür umso mehr am Prickeln. Ergebnis? Eine erotische Endlosschleife!

Yoga für den Hodensack
Am besten mit Gleitcreme

Im Fernsehen sind sie hin und wieder zu sehen, diese muskulösen Kerle, die sich Gewichte an die Eier hängen und sich damit zur Schau stellen. Man mag diese Kerle für verrückt halten, aber Tatsache ist, dass Hoden es *mögen*, gedehnt zu werden. Nun brauchen Sie Ihrem Partner nicht gleich ein Eisenpendel um die Glocken zu hängen, aber ein sanfteres Zugmanöver mag er durchaus als extrem lustvoll empfinden. Drücken Sie mit Daumen und Zeigefinger sanft in den Hodensack, und zwar unmittelbar zwischen die Hoden, wo die Haut am weichsten ist. Ziehen Sie die Haut dann vorsichtig nach unten. Gefällt ihm das, ziehen Sie die Haut nach oben, wieder nach unten und so fort. Oder aber Sie schieben die Haut in einer Pendelbewegung langsam hin und her. Achten Sie auch hier stets darauf, wie er reagiert; möglicherweise ist er ganz scharf darauf, seine Hoden noch stärker gedehnt zu bekommen. Solange Sie sie nicht drehen, wird er in diesem lustvollen Hochge-

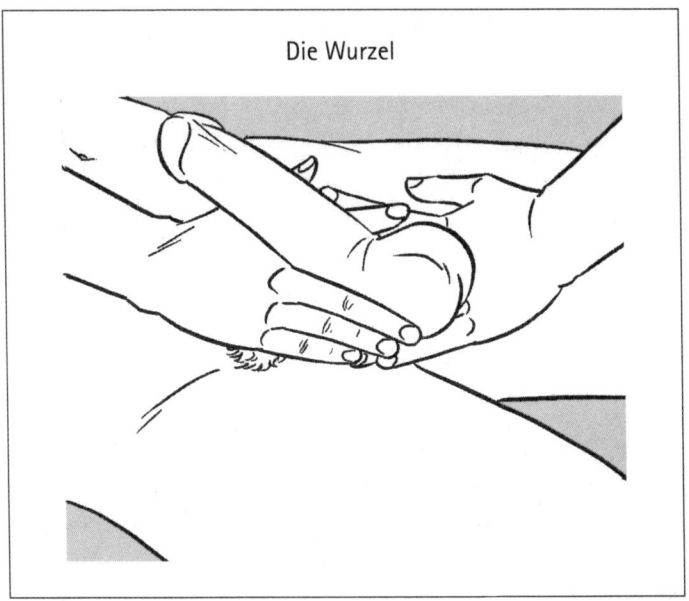

Die Wurzel

fühl schwelgen, das ihm diese Massage verschafft. Und Sie dürften ein für alle Mal kuriert sein von der Vorstellung, dass seine Eier zu empfindlich seien, um sie mit einer liebevollen Behandlung zu bedenken.

Die Wurzel

Anwendbar im erigierten oder schlaffen Zustand, mit Gleitcreme

Strecken Sie Zeige- und Mittelfinger an beiden Händen zu einem V und klemmen Sie ein V unter die Hoden, sodass die Beuge zwischen Ihren Fingern den Damm berührt, jene hochsensible Hautstelle hinter den Hoden. Das andere V schieben Sie von oben auf den Penisansatz, sodass die Hand flach auf dem Bauch aufliegt. Nun bewegen Sie beide Vs langsam aufeinander zu. Schieben Sie sie so dicht wie möglich aneinander heran (je nach Länge Ihrer Finger und Größe seines Juwelenpakets kann es sein, dass sich Ihre Fingerspitzen an den Enden berühren oder gar überkreuzen).

Sind die Vs in Position gebracht, beginnen Sie, sie langsam auf- und abzubewegen, sie hin- und herzuschieben oder zu kreisen. Führen Sie die Bewegungen in kleinen Schritten aus, da die Vs eng um den empfindlichen Hodenansatz liegen. Diese Technik erweckt zunächst nicht den Anschein, als ob sie großartig erregend wirken würde. Das liegt jedoch nur daran, dass sich die eigentliche Stimulation im tiefen Innern der Peniswurzel, den Hoden und dem Damm abspielt. Und solange sich dort etwas tut und er es genießt, ist alles bestens!

Bringen Sie ihn in Schwingung
Anwendbar im erigierten oder schlaffen Zustand, mit oder ohne Gleitcreme

Bei dieser Technik ist ein wenig Mitarbeit seinerseits gefragt. Inwiefern? Er soll stöhnen! Ist er ohnehin ein »Stöhner«, wunderbar. Wenn nicht, dann bitten Sie ihn ausdrücklich darum, damit er auch wirklich auf seine Kosten

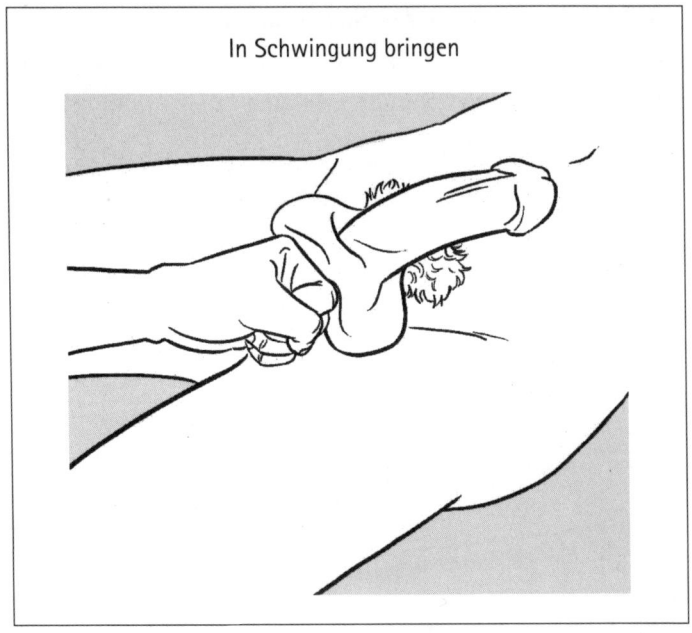

In Schwingung bringen

kommt. Ballen Sie zunächst die Hand zur Faust und drücken Sie damit gegen den Damm (die Region zwischen Hoden und After), ohne das Handgelenk zu beugen. Dann beginnen Sie, schwingende Bewegungen in alle Richtungen auszuführen. Das stimuliert nicht nur seinen Damm, sondern auch die hochsensible Prostatadrüse darunter.

Spätestens jetzt sollte er anfangen zu stöhnen, zu summen oder sonstige Laute von sich zu geben, denn es geht darum, seine Stimmbänder in Schwingung zu versetzen. Das nämlich lässt die Wellen der Lust in Damm und Prostata buchstäblich höher schlagen, die bis weit über seinen Penis hinaus wogen und sogar seinen Rumpf vibrieren lassen – ein einmaliges Gefühl, von dem er sehr wahrscheinlich nicht genug bekommen kann!

7
Gewusst wo:
Die erogenen Zonen der Frau

Samantha: Ist er wirklich so schlecht im Bett?
Miranda: Nein, er ist nur... ein Kerl. Sie können ein
Triebwerk erneuern, aber wenn es um eine Frau geht...
was ist das große Geheimnis? Es ist meine Klitoris,
nicht die Sphinx.

Sex and the City

Sie dürfen es getrost zugeben: Egal, wie viele Male Sie bereits in das innerste Heiligtum einer Frau vordringen durften, sich darin auszukennen ist eine andere Sache. Manchmal wirkt alle Liebesmüh vergebens, nichts, aber auch gar nichts scheint Frau in Richtung Orgasmus zu treiben. Doch wie sie den tatsächlich kriegen kann, weiß Frau oft selbst nicht genau (und wenn, erweist sie sich diesbezüglich nicht gerade als sehr mitteilsam). Kein Wunder also, dass Mann oft nur an der Oberfläche kratzt, anstatt die wahre Goldgrube zu erschließen.

Doch so komplex die weibliche Sexualität auch ist, dieser Schatz kann gehoben werden. Und das sogar recht leicht, sofern man die richtigen Kniffe kennt. Einige Frauen haben

Probleme, zum Orgasmus zu kommen, geben aber nicht auf und probieren es immer und immer wieder. Andere haben keine Probleme damit, sind aber vielleicht ganz heiß auf mehrere Orgasmen hintereinander. Und wieder andere wollen unbedingt ihren G-Punkt finden, da sie berauschende Orgasmen erleben möchten, bei denen es sogar zu einer Ejakulation kommen kann. Lassen Sie sich nicht entmutigen, wenn Sie nicht sofort ergründen, wie Sie Frau in Richtung Ziellinie bewegen, und verfahren Sie frei nach dem Motto: *Der Weg ist das Ziel.* Folgen Sie den Tipps in diesem Kapitel, und Sie sind garantiert auf dem richtigen Weg.

Zuerst wollen wir einen kurzen Blick auf die weibliche Pracht unter dem Slip einer Frau werfen. Sich mit den einzelnen Teilen der weiblichen Anatomie auszukennen, ist ein erster wichtiger Schritt für erfüllten Sex. Und wir könnten wetten, dass dies eine Gebrauchsanweisung ist, die Sie gerne lesen!

Intime Details – Die Anatomie der Frau

Warum so viele im Dunkeln tappen, wenn es um die weiblichen Genitalien geht, mag in allererster Linie daran liegen, dass viele Frauen nicht allzu zeigefreudig damit umgehen. Im Unterschied zu Männern, die zumeist recht zufrieden sind mit dem Erscheinungsbild ihres kleinen Freunds, ihn gerne zeigen und bestaunen lassen, geben sich Frauen eher verhalten und scheinen nicht gerade erpicht darauf, dass die Gegend »dort unten« viel Aufmerksamkeit bekommt. Im Gegenteil – *je weniger Aufmerksamkeit, desto besser* scheint die Devise zu sein. Viele Frauen winden sich gar, das Wort »Vagina« auszusprechen, und weichen auf Umschreibungen aus. Sei's drum – so schwer sich Frau tun mag, Sie mit ihren intimsten Stellen bekannt zu machen, wir geben Ihnen sehr gerne eine kleine Einführung.

Die ganze Schamgegend unterhalb der Gürtellinie wird fälschlicherweise oft als Vagina bezeichnet. Der korrekte Name der gut sichtbaren, äußeren Teile des weiblichen Geschlechtorgans ist jedoch Vulva. Wie sie beschaffen ist, werden wir nun näher betrachten.

Der Venushügel

Als Venushügel wird die leichte und weiche Erhebung über dem Schambein bezeichnet, die mit Schamhaaren bedeckt oder glatt rasiert ist. Oft wird er im Eifer der Begierde übergangen, um möglichst rasch in aufregendere Gefilde vorzustoßen. Dabei lohnt es sich durchaus, diesen Hügel zu besteigen, denn er umschließt einige hoch erregbare Stellen. Durch bloßes Berühren, Kraulen oder Trommeln mit den Fingern können deshalb weit mehr Nervenenden ins Schwingen kommen, als manch einer denkt.

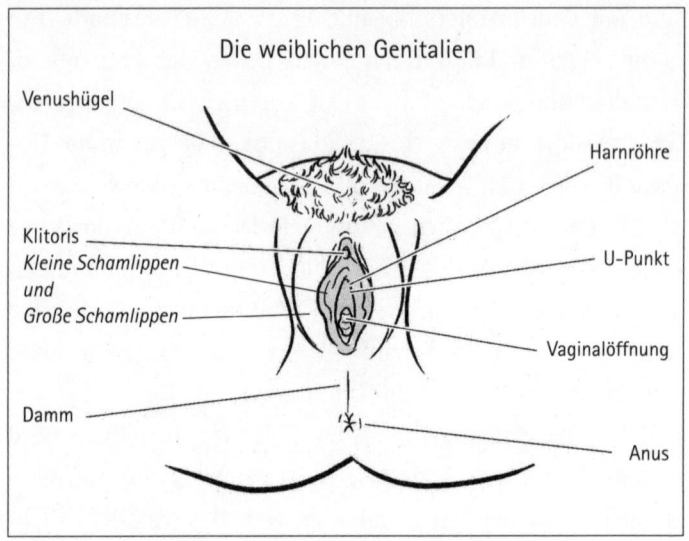

Die weiblichen Genitalien

Venushügel

Harnröhre

Klitoris
Kleine Schamlippen
und
Große Schamlippen

U-Punkt

Vaginalöffnung

Damm

Anus

Die Klitoris (Kitzler)

Die Klitoris oder der Kitzler, die kleine Lustknospe unterhalb des Venushügels in der Hautfalte der Vaginalöffnung, ist dicht besetzt mit 8000 Nervenenden – doppelt so viele, wie der Penis besitzt (traurig, aber wahr, liebe Männer!). Demzufolge kann diese winzige Perle ein wahres Feuerwerk der Lust entfachen, obgleich sie äußerst behutsam gehandhabt werden will, denn sie reagiert auf eine direkte Stimulation sehr empfindlich und ist schnell überreizt (insbesondere während der frühen Phasen des Vorspiels). Lassen Sie es also langsam angehen und warten Sie ab, wie Ihre Partnerin reagiert.

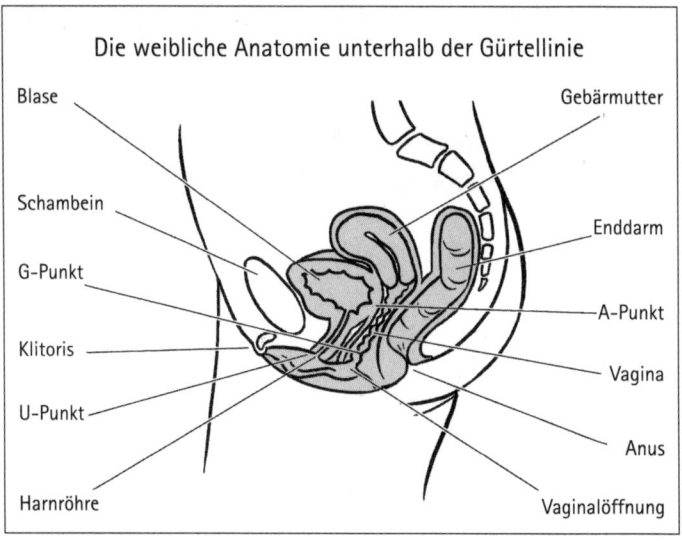

Die weibliche Anatomie unterhalb der Gürtellinie

Blase
Gebärmutter
Schambein
Enddarm
G-Punkt
A-Punkt
Klitoris
Vagina
U-Punkt
Anus
Harnröhre
Vaginalöffnung

Die Klitoris liegt bei so gut wie allen Frauen unter der Klitorisvorhaut versteckt. Diese lässt sich jedoch leicht zurückschieben (wie ein Faltdach beim Auto). Einfach sacht an der Haut des Venushügels ziehen, und schon kommt die kleine rosa Knospe, das weibliche Lustzentrum Nummer eins, zum Vorschein. Zugegeben, im Vergleich zu seinem männlichen Pendant erscheint die Klitoris eher winzig, aber sie hat es in sich. Ähnlich wie der Penis enthält auch die Klitoris Schwellkörpergewebe, das sich bei Erregung vergrößert. Sie besteht ebenfalls aus einer Eichel und einem Schaft, zwei hochempfindlichen Punkten, die sich auf vielerlei raffinierte Arten und Weisen stimulieren lassen. Und denken Sie vor allem immer daran, dass alles, was Sie sehen, lediglich der *sichtbare* Teil der Klitoris ist; alles andere reicht bis etliche Zentimeter unter die Haut. Alles in allem steckt die Klitoris voller Überraschungen und sollte auf keinen Fall unterschätzt werden!

Die Schamlippen

Die Hautfalten um die Vaginalöffnung bezeichnet man als Schamlippen, von denen es genauer gesagt zwei Paar gibt. Die großen oder äußeren Schamlippen sind mit Schamhaar bedeckt (sofern sie nicht enthaart oder rasiert sind). Dazwischen liegen die kleinen oder inneren Schamlippen, die im erregten Zustand stark anschwellen und die Farbe von rosa zu rot ändern. Häufig als Pforte zum Ziel betrachtet, sind beide Schamlippen sehr reizempfindlich, sodass es sich durchaus lohnt, ihnen einige Beachtung zu schenken. Im nächsten Kapitel zeigen wir Ihnen, wie Sie sie sanft streicheln, kneifen oder auch ziehen können – mit fantastischer Wirkung!

Die Vagina

Diese Region bedarf keiner großen Einführung, und viele würden dort am liebsten endlos verweilen. Aber kennen Sie die Vagina auch wirklich? Lassen Sie uns ein paar mögliche Wissenslücken füllen. Jede Vagina sieht anders aus. Einige sind kürzer, andere länger, einige enger, andere weiter. Und während Sie sich an jeder Stelle der Vagina sehr wahrscheinlich pudelwohl fühlen, sind einige Stellen sehr viel empfänglicher für sexuelle Reize als andere. So empfinden die meisten Frauen etwa eine Berührung der vorderen Vaginalwand, die zur Bauchdecke hin liegt, als besonders erogen. Mit Ihren Händen können Sie hier wahre Wunder vollbringen. Wie? Dazu später mehr. Ein kleiner Tipp vorab: Führen Sie einen Finger ein und bewegen Sie ihn kitzelnd an der vorderen Vaginalwand hin und her. Dort liegen nämlich auch die beiden nächsten heißen Punkte auf unserer Liste – der G-Punkt und der A-Punkt.

Der G-Punkt

Dieser Punkt ist nach Ernst Gräfenberg benannt, einem deutschen Arzt, der diese erogene Zone 1950 als Erster beschrieb. Der G-Punkt ist eine etwa münzgroße Stelle mit rau geripptem Gewebe und liegt etwa zwei bis fünf Zentimeter vom Scheideneingang entfernt an der Vorderwand der Vagina. Er gilt als die weibliche Entsprechung der männlichen Prostata und ist ebenso erogen. Die Empfindsamkeit des G-Punkts variiert von Frau zu Frau. Bei manchen regt sich buchstäblich gar nichts, wenn Sie die Stelle mit den Fingern stimulieren, andere schweben im siebten Himmel der Lust. Doch erst 1982 erwachte das Interesse an Gräfenbergs Entdeckung, und zwar mit einer aufsehenerregenden Studie der Sexualforscherin Beverly Whipple. Die Studie mit 400 Probandinnen ergab, dass die Stimulation des G-Punkts nicht einfach zu einem üblichen Orgasmus führen kann, sondern gar zu einer weiblichen Ejakulation.

Ist es Ihnen schon einmal passiert, dass sich Ihre Partnerin beim Orgasmus plötzlich ergoss wie bei einer Eruption? Wenn ja, dann hat sie natürlich nicht uriniert, sondern ejakuliert. Dieser weibliche Erguss (der mengenmäßig zwischen einem Teelöffel und einem Esslöffel voll liegen kann) ist eine Mischung aus Glukose, Fruktose, Proteinen und Wasser. Woher diese Flüssigkeit kommt, ist nicht bekannt. Man geht aber davon aus, dass sie in der Skene-Drüse, die am Endabschnitt der Harnröhre sitzt, produziert wird. Wenn auch Sie Ihre Partnerin gerne zum Ejakulieren bringen und ihr Glück vollkommen machen wollen, dann haben wir im nächsten Kapitel etliche Tipps für Sie.

Der A-Punkt

A-Punkt steht für die englische Bezeichnung »Anterior Fornix Erogenous Zone«. Er befindet sich ebenfalls an der Vorderwand der Vagina, etwa drei bis sieben Zentimeter vom Scheideneingang entfernt. Die Stelle ist ähnlich wie der G-Punkt rau gerippt, aber breiter und glockenförmig und gilt einigen Theorien zufolge als Erweiterung des G-Punkts. Entdeckt wurde er 1993 von einem Gynäkologen namens Chua Chee Ann aus Malaysia. Im Rahmen seiner Studien fand er heraus, dass Frauen auf eine Stimulation dieser Stelle sehr heftig reagieren, spontan feucht werden, in Minutenschnelle zum Orgasmus gelangen und mitunter auch ejakulieren.

Der U-Punkt

Den U-Punkt (abgeleitet von Urethra, lateinisch für Harnröhre) finden Sie oberhalb und/oder seitlich der Harnröhrenöffnung, welche gleich oberhalb der Vagina liegt. Er ist nicht nur reichlich mit Nervenenden versehen, sondern auch von Schwellgewebe umgeben, das bei Erregung anschwillt. Die Schwellung als solche ist aber kaum fühlbar, da die ganze Region recht klein ist. Doch wenn Sie den U-Punkt durch leichtes Kitzeln stimulieren, spüren Sie möglicherweise eine winzige Erhebung. Und es könnte sogar sein, genau wie bei G-Punkt und A-Punkt, dass Sie Ihre Partnerin zum Ejakulieren bringen.

Der Damm

So bezeichnet man den Bereich zwischen Vagina und Anus, auf dem sich unzählige Nervenenden und Muskelgruppen, die für die Stimulation der gesamten Beckenregion zuständig sind, nur so kreuzen. Zu den Muskelgruppen gehören der *Musculus bulbospongiosus*, ein Beckenbodenmuskel, der auch bei der Verengung des Vaginalkanals und der klitoralen Erektion beteiligt ist; der *Musculus ischiocavernosus*, der dafür sorgt, dass die klitorale Erektion aufrechterhalten wird, sowie einige andere. Ein Drücken auf die Dammregion wirkt so, als würde ein Ferrari bei durchgedrücktem Gaspedal heißlaufen – sie wird garantiert auf Touren und außer Atem kommen!

Der Anus

Für viele Frauen ist dieser Bereich eine absolute sexuelle Tabuzone. Gehört auch Ihre Partnerin dazu? Nun, es ist ihr gutes Recht, Ihnen ihren Po zu verwehren. Trotzdem ist es gut zu wissen, dass der Anus mit mehr Nervenenden ausgestattet ist als jeder andere Körperteil – nach den Genitalien, versteht sich. Hat sie nichts dagegen und ermuntert Sie, diese Gegend zu erforschen, dann finden Sie in Kapitel 9 weitere Einzelheiten dazu.

Die Handhabung ihrer Liebesmuschel: Worauf es ankommt

Nun, da Sie eine ungefähre Idee davon haben, was alles zu den heißesten Stellen Ihrer Partnerin gehört, kommen Ihre Hände ins (Liebes-)Spiel. Im folgenden Kapitel werden Sie spezielle Techniken kennenlernen, die *sie* garantiert auf Touren bringen. Zunächst aber einige allgemeine Ratschläge, um unnötige Verfehlungen zu vermeiden.

Merke: Ein Finger ist kein Penis

Klar. Und doch erleben wir es immer wieder, dass Männer wie Frauen die Finger in stoßenden Bewegungen in und aus der Vagina schieben und damit *haargenau* die Bewegung nachahmen, die ein Penis dort unten vollführt. Nicht, dass sich diese Bewegung nicht gut anfühlen würde oder zu gegebener Zeit nicht äußerst lusterfüllend sein kann. Aber beim Hand- und Fingerspiel geht es vor allen Dingen darum, all das zu tun, was der Penis nicht zu tun vermag. So etwa liegen, wie wir bereits erwähnt haben, einige der erogensten Punkte an der Vorderwand der Vagina, wenige Zentimeter tief hinter dem Scheideneingang. Und die lassen sich nicht am besten stimulieren, indem man wie mit einem Kolben raus- und reinschrammt, sondern indem man einen Finger einführt, ihn ruhig hält und ihn dann in einer »Komm-her«-Bewegung so krümmt, dass er sanft über das inliegende Gewebe kitzelt. Das ist nur eine von vielerlei Bewegungen, die Frau erregen und ihre Lustknospe fester und größer machen. Gebrauchen Sie Ihre Hände also tunlichst nicht als eine Art Ersatz-Pimmel, sondern achten Sie stets darauf, dass sie im Spiel mit der Lust ihr ganzes Potenzial entfalten.

Hände waschen – vor der Reise!

Wer kennt sie nicht, die Mahnung aller Mütter: Vor dem Essen die Hände zu waschen. Wir wollen diese Regel um einen kleinen Zusatz erweitern: Vor dem Fummeln Hände waschen! Dass unsere Hände tagtäglich mit unzähligen Dingen in Berührung kommen, auf denen es von Bakterien nur so wimmelt, ist eine wissenschaftlich erwiesene Tatsache. Und diese Bakterien gelangen mühelos über die Schleimhäute in unseren Körper, sprich über Augen, Nase, Mund und nicht zuletzt auch über die Vagina. Ohne ausreichende Hygiene mit Seife und Wasser kann man so ziemlich alles übertragen, vom Wald-und-Wiesen-Schnupfen bis hin zu Bakterien, die eine Harnwegsinfektion auslösen. Und weder das eine noch das andere ist dem Sexleben förderlich. Denken Sie daran, dass Bakterien oft auch unter den Fingernägeln sitzen. Besser also vorher schneiden und feilen, damit keine scharfen Ecken und Spitzen auf der zarten Blume namens Vagina kratzen (Autsch!).

Vorher auf Toilette gehen!

Das gilt für Frauen und Männer gleichermaßen. Allerdings haben Frauen einen Grund mehr dazu. Wie bereits erwähnt, kann die Stimulierung des G-Punkts, A-Punkts und U-Punkts bei Ihrer Partnerin eine spontane Ejakulation auslösen. Viele Frauen aber unterdrücken dieses Gefühl, da es sich ähnlich anfühlt wie der Harndrang. Hat Frau sich aber vorher erleichtert, dann weiß sie, dass dieser Ruf der Natur kein Drang zum Wasserlassen ist. Vielmehr haben Sie just dann einen jener hoch erregbaren Punkte getroffen, sodass sie sich jeden Moment vor Lust ergießen wird.

Sex 'n' Drugs vertragen sich nicht!

Klar, ein Glas Wein kann durchaus anregend wirken und locker machen. Aber Achtung vor ein paar Gläsern zu viel. Das macht eher müde statt geil. Alkohol betäubt nicht nur die Nerven; er wirkt auch harntreibend, was zu einem Flüssigkeitsmangel im Körper führt und auch die natürliche Feuchte im Vaginalbereich beeinträchtigt. Natürlich kann man sich mit Feuchtigkeitscremes aus dem Drogeriemarkt behelfen, aber im betrunkenen Zustand wird *sie* Ihre Handarbeit wohl kaum zu schätzen und zu genießen wissen. Auch bestimmte Medikamente wie Antidepressiva können die Lust hemmen, den Spaß verderben und einen Orgasmus schwierig machen. Ist das der Fall, sollte Frau mit ihrem Arzt sprechen und eventuell auf andere Medikamente mit weniger sexuellen Nebenwirkungen ausweichen.

Raspeln Sie Süßholz!

Klingt vielleicht etwas blöd, aber viele Frauen haben Sorge, dass ihre Vagina komisch aussehen, riechen oder schmecken könnte, und tun sich daher schwer, die Liebkosungen, die Sie ihr dort zuteil werden lassen, ungehemmt zu genießen. Um ihr diese Befangenheit zu nehmen, machen Sie ihrem intimsten Körperteil große Komplimente. Es braucht nicht viele Worte. Ein einfaches *Wunderschön!* genügt – oder *Du riechst/schmeckst wunderbar und fühlst dich fantastisch an!* Das hebt außerdem ihr sexuelles Selbstbewusstsein und den Grad der Befriedigung.

Handfeste Demonstration gefällig?

Ganz einfach: Niemand weiß ihr Innerstes besser zum Schwingen zu bringen als Frau selbst. Wenn Sie also wirklich lernen wollen, wie und wo sie berührt werden will, dann schauen Sie ihr beim Masturbieren zu. Das ist die beste Lehrstunde überhaupt. Natürlich sollen Sie nicht danebensitzen und sich Notizen machen. Genießen Sie den Augenschmaus und sagen Sie ihr, wie sehr es Sie erregt, zuzusehen, wie sie sich selbst beglückt. Ist sie ein eher schüchterner oder gehemmter Typ, fällt es ihr vielleicht leichter, wenn Sie beide voreinander masturbieren. Oder Sie legen ihr Ihre Hände an die Liebesmuschel und bitten Sie, diese so zu bewegen, wie es ihr Lust bereitet. Egal wie, Sie werden anhand ihres Beispiels eine ganze Menge lernen.

Die Blume namens Vagina – alles andere als ein empfindliches Pflänzchen

Natürlich sollten Sie die hochempfindliche Klitoris sanft und behutsam behandeln. Die übrigen Genitalregionen der Frau sind aber sehr viel robuster, als Sie vielleicht denken.

Viele Stellen können es gut vertragen, gekniffen, leicht geschlagen oder gedehnt zu werden, wie wir im nächsten Kapitel sehen werden. Nicht wundern, es tut nicht weh! Unserer Erfahrung nach gehen viele Männer lieber auf Nummer sicher und berühren Ihre Partnerin zu zart und zu zögerlich. Das aber wirkt am Ende eher unbefriedigend als erregend – wie wenn es einen juckt und man kratzen will. Nur Mut. Scheuen Sie sich nicht, etwas kräftiger zuzupacken. Holen Sie sich zwischendurch ruhig ein Feedback (*Tut das weh oder soll ich so weitermachen?*) und passen Sie Ihre Berührungen entsprechend an.

Nichts überstürzen!

Bei vielen Frauen dauert es eine Weile, bis der erotische Motor warmläuft, weshalb der von Männern wohl am häufigsten begangene Fehler der ist, aufs Tempo zu drücken. Dabei gilt: Immer schön langsam! Machen Sie es wie ein Maler, der sich Zeit lässt für jeden einzelnen (Pinsel-)Strich. Ziel ist nicht, ihr möglichst rasch einen Orgasmus zu bescheren, sondern ihr die Zeit zu geben, die sie braucht. Um sicherzugehen, dass Sie das richtige Tempo haben, fragen Sie nach oder achten Sie auf ihre Körpersprache: Zieht sie die Hüften zurück, sind Sie zu forsch am Werk; reckt sie sie Ihnen lustvoll entgegen, haben Sie grünes Licht.

Bitte anklopfen!

Bedenken Sie: Bevor man einen Raum betritt, gehört es sich, anzuklopfen. Das Gleiche gilt für die Vagina, die Pforte in ihr Innerstes. Klopfen Sie an, sprich: fragen Sie nach, bevor Sie ungestüm die Tür aufstoßen. Nicht, dass Sie sie überrumpeln und ungebeten hereinplatzen, wenn sie noch gar nicht bereit ist, Sie zu empfangen. Bedenken Sie aber, dass eine Frage wie *Bist du bereit für mich?* zwar nicht unbedingt verkehrt ist, sie sich davon aber möglicherweise zu einer bejahenden Antwort gedrängt fühlt. Besser ist es, ihr die Wahl zu lassen – *Bist du bereit für mich oder soll ich dich lieber weiter scharf machen?* So kann sie die Antwort wählen. Und damit fahren Sie beide gut!

Sie ist nicht feucht? Keine Sorge!

Da haben Sie alle Hebel in Bewegung gesetzt, und die süßen Täler bleiben trotzdem trocken? Klar, denken Sie, sie ist zu Tode gelangweilt. Nein, nicht unbedingt. Die natürliche Feuchte einer Frau hängt von allerlei Faktoren ab, von eingenommenen Medikamenten etwa oder der Phase ihres Zyklus. Von ihrer Feuchte auf den Grad ihrer Erregung zu schließen, ist also kein verlässlicher Maßstab. Nehmen Sie es, wie es kommt: Wenn sie feucht ist, ist sie feucht. Wenn nicht, dann nicht. Aber nehmen Sie es auf keinen Fall persönlich. Greifen Sie getrost zu einem Gleitmittel, das Sie ohnehin immer parat haben sollten.

Schreie der Lust – mal leise, mal laut

Während uns so ziemlich jeder Pornofilm den Eindruck vermittelt, dass alle Frauen beim Sex aus voller Kehle schreien vor Lust, sieht die Wirklichkeit etwas anders aus. Jede Frau drückt ihre Wonne anders aus. Die einen schreien, die anderen beben, seufzen oder stöhnen. Manche ziehen sich (und Sie) auch an den Haaren, andere wieder bewegen sich kaum. Also denken Sie nicht gleich, dass Sie ihr mit Ihren Mühen nicht genügen, nur weil sie kaum einen Pieps macht. Und falls Sie Zweifel haben, fragen Sie! Ihre Umsicht wird ihr gefallen. So kann sie sagen, wie sie es eventuell lieber hat, oder Sie ermutigen, genau so weiterzumachen.

Stellungsvarianten im Handspiel

Haben Sie etwa gedacht, es gäbe nur *eine* Stellung, in der Sie ihre Genitalien stimulieren können (sie auf dem Rücken liegend in Reichweite Ihrer Hände)? Vergessen Sie es. Der Möglichkeiten gibt es viele. Jede noch so kleine Veränderung der Körperposition kann einen gewaltigen Unterschied in der Erregbarkeit ausmachen. Hier ein paar Varianten:

– *Sie* liegt auf dem Rücken und hebt die Beine, sodass Knie oder Füße auf Ihren Schultern aufliegen, während *Sie* vor ihr sitzen und die Beine V-förmig rechts und links an ihrem Körper vorbeistrecken – eine sehr aufrei-

zende Position, da sie auch Zugang zu den hinteren erogenen Zonen wie Damm und Anus bietet.

- *Sie* liegt auf dem Rücken und hat die Hüften nahe an die
Bettkante geschoben. Sie knien auf dem Boden davor.
Da Sie in dieser Position Kopf und Oberkörper gerade
halten können, während Sie sie beglücken, laufen Sie
nicht Gefahr, Nacken und Schultern zu verspannen.

- *Sie* liegt auf der Seite, während Sie sie von hinten in der
Löffelchenstellung umfassen. Oder, falls Sie auf intensiven Augenkontakt und Küssen stehen, legen Sie sich so,
dass Sie sie ansehen und ihr tief in die Augen schauen
können.

- *Sie* geht in den Vierfüßlerstand, während Sie hinter ihr
knien oder stehen – eine hocherotische, animalische Position, die ebenfalls einen aufreizenden Zugang zu ihren
hinteren Zonen bietet.

- *Sie* steht mit leicht gespreizten Beinen auf dem Boden
oder hat ein Bein auf Stuhl oder Bett gelegt, während
Sie unter ihr knien – für sie ein wahrlich erhebendes
Gefühl.

Beinvorteil!

Ob gestreckt oder gebeugt, zusammen oder auseinander –
die Position der Beine spielt eine wichtige Rolle für *ihr*
Lustempfinden. Egal, welche Technik Sie probieren wollen,
ob sie zum Erfolg führt, hängt möglicherweise genau da-

von ab. Also bewegen Sie ihre Beine, und Sie werden staunend bemerken, dass sie in bestimmten Stellungen vor Lust und Wonne lauter singt als in anderen. Obwohl jede Frau ihre ganz eigenen Vorlieben hat, können Sie sich im Allgemeinen an folgenden Punkten orientieren:

– Liegt sie auf dem Rücken und hat die Beine hochgelegt, kippt ihre Vagina automatisch ein wenig nach oben, was es leichter macht, den G-Punkt und A-Punkt zu stimulieren; sei es mit der Hand, durch Einführen des Penis oder auf andere Weise.
– Hält sie die Beine gespreizt, haben Sie einen (sichtlich) leichteren Zugang zu allen erotischen Winkeln in ihrem Intimbereich.
– Dieser Zugang ist etwas begrenzt, wenn sie die Beine geschlossen hält. Aber auch das hat Vorteile: Wenn alles dicht beieinanderliegt, können Sie mit jeder Berührung *mehr* an erotischem Boden gutmachen.
– Befindet sich ein Bein oben, das andere unten, ist das die beste Ausgangslage: ein müheloser Zugang zu sämtlichen Gefilden und jede Menge erregende Ansatzpunkte.

Vorsicht auf der Wanderschaft!

Klar werden Sie ihre erogenen Zonen finden und wohl auch stimulieren, sobald Ihre Hände auf erotische Wanderschaft gehen, um ihre Tiefen zu erforschen. Nichtsdestotrotz sollten Sie ihr stets Ihre volle Aufmerksamkeit schenken, wenn Sie sie erkunden. Der Kitzler zum Beispiel ist mitunter gar nicht so leicht zu finden. Er versteckt sich nämlich unter einer kleinen Kapuze, der Klitorisvorhaut, die man erst zurückschieben muss, um die rosa Knospe zu enthüllen. Und auch der U-Punkt ist leicht zu verpassen, es sei denn, Sie schieben die inneren Schamlippen behutsam auseinander und suchen nach einer winzigen Öffnung (der Harnröhrenöffnung, um die herum der U-Punkt liegt). Es kann auch durchaus hilfreich sein, ein ungefähres Bild davon zu haben, wie sich ihre Genitalien verändern, wenn sie erregt ist. So kann etwa die Klitoris anschwellen, größer werden und etwas hervortreten, und die inneren Schamlippen können die Farbe von rosa zu rot ändern. Wenn Sie das wissen, können Sie auch den Grad ihrer Erregung eher ermessen und erkennen, wann Sie kurz davor ist, zu kommen. Nun wollen wir keinen Gynäkologen aus Ihnen machen, aber es zahlt sich in jedem Fall aus, genauer hinzusehen.

Es muss nicht immer perfekt sein!

Kriegen Sie den einen oder anderen Handgriff einfach nicht so hin? Machen Sie sich nichts draus! Halten Sie sich damit nicht unnötig auf, denn das lenkt Sie nur von Ihrem eigentlichen Ziel ab, ihr Lust und Vergnügen zu bereiten. Und zwar nicht nur zwischen den Beinen. Für ein erfülltes Sexerlebnis, das *sie* rundum glücklich macht, wenden Sie die Augen öfter mal ab von ihrem Innersten und verwöhnen Sie sie auch oberhalb der Gürtellinie. Sie wird es genießen und es kaum krummnehmen, wenn das ein oder andere Handspiel nicht perfekt ist. Wer weiß, vielleicht fährt sie genau darauf ab.

Haben Sie den Bogen raus?

Glückwunsch, wenn Sie herausgefunden haben, was sie zur Ekstase treibt. Dann nichts wie weiterspielen. Aber nicht unbedingt immer mit der gleichen Technik. Die behalten Sie im Gedächtnis und probieren dann etwas Neues aus. Kompliziert, wie die weibliche Anatomie nun mal erscheint, ist man natürlich froh, etwas gefunden zu haben, was funktioniert, und auch geneigt, daran festzuhalten. Doch den Bogen zum wiederholten Male zum gleichen virtuosen Spiel anzusetzen, ist nicht wirklich prickelnd. Ein variantenreiches Spiel betört sie sehr viel mehr. Sie werden überrascht sein, wie viele Spielarten wir Ihnen zeigen werden, die *ihre* erotischen Saiten zum Schwingen bringen. Allein sie auszuprobieren macht Spaß. Und auf altbewährte Techniken, die sie zuverlässig zum Orgasmus bringen, können Sie ja immer noch zurückgreifen.

Tief atmen!

Sobald sich die Erregung aufbaut, neigen viele Frauen dazu, den Körper anzuspannen und den Atem anzuhalten, womit sie sich allerdings nur selbst bremsen. Ein gleichmäßiges, tiefes Atmen hilft ihr, sich zu entspannen und sich gehen zu lassen. Außerdem brauchen die Nervenenden während der Erregung sehr viel Sauerstoff, um der Lust »Luft« zu verschaffen. Achten Sie also darauf, dass Ihre Partnerin tief in den Bauch ein- und ausatmet. Das schafft außerdem jede Menge sauerstoffreiches Blut in ihr Becken, was ihr Reizempfinden steigert und sie Ihre Handbewegungen noch mehr genießen lässt.

Nach dem Orgasmus ist vor dem Orgasmus

Die weiblichen Genitalien sind mit einer kurzen Erholungszeit gesegnet, was bedeutet, dass Frau unmittelbar nach einem Orgasmus noch einen und noch einen... und noch einen haben kann. Wieso also nach einem aufhören? Geben Sie ihr ein paar Sekunden, um sich von Nummer eins zu erholen, und beginnen Sie, sie erneut zu stimulieren. Bei vielen Frauen ist der Intimbereich nach dem ersten Gipfel der Erregung weiterhin enorm sensibilisiert, sodass Sie immer wieder neue Höhepunkte auslösen können. Beginnen Sie zunächst mit zarten Berührungen an etwas geringer erogenen Zonen wie Schamlippen oder Brustwarzen, bevor Sie wieder zu handfesteren Techniken im Genitalbereich übergehen. Erinnern Sie sie zwischendurch daran, tief ein- und auszuatmen. Und fragen Sie immer mal wieder nach, wie und wo es ihr besonders gefällt. Sie werden sehen: Orgasmus Nummer zwei, drei... etc. lassen nicht lange auf sich warten!

Kein Orgasmus? Keine Sorge!

Manchmal klappt es einfach nicht, da können Sie machen, was Sie wollen. Sex ist eben kein Profi- oder Leistungssport, bei dem als Hauptpreis der Orgasmus winkt. Im Gegenteil: Je mehr man sich anstrengt, desto schwerer ist er mitunter zu kriegen. Das heißt nicht, dass Sie nach fünf Minuten gleich das Handtuch werfen sollen. Aber wenn Sie schon eine Weile zugange sind und das Gefühl haben, die Sache stagniert, dann fragen Sie Ihre Partnerin, was Sie tun können. Vielleicht hat sie eine Idee, oder aber sie will einfach aufhören. Wie auch immer, nehmen Sie es nicht persönlich. Bisweilen genügt Frau die körperliche Vertrautheit voll und ganz.

Langsam ausklingen lassen!

Ob Sie ihr einen fulminanter Dreifach-Orgasmus verschafft haben oder es ein etwas weniger berauschender Höhepunkt war, es kommt nicht zuletzt darauf an, wie Sie die Sache ausklingen lassen. Nach dem Sex setzt der Körper der Frau ein Hormon namens Oxytocin frei, das sogenannte Kuschelhormon, das so heißt, weil Frau genau das jetzt tun möchte. Insofern wäre das denkbar Schlechteste, das Sie in diesem Moment tun könnten, einen abrupten Schlusspunkt zu setzen, sich umzudrehen und ihr eine gute Nacht zu wünschen. Es empfiehlt sich vielmehr, in diesem Gefühl der engen Verbundenheit noch eine Weile zu schwelgen, indem Sie sie im Arm halten oder Ihre Hand auf ihrer Vulva belassen. Vielleicht hat sie es auch gern, wenn Sie ihr süße Worte zuflüstern wie etwa *»Du bist wundervoll«*, *»Es war traumhaft schön«* oder einfach nur *»Wow«*. Sie brauchen sich natürlich nicht die ganze Nacht in den Armen zu halten, das ist nicht jedermanns Sache. Aber noch eine Weile in Berührung zu bleiben, gehört unserer Erfahrung nach zu einem erfüllenden Ausklang unbedingt dazu!

8 Handbewegungen, die *Frauen* umhauen!

Machen Sie sich auf allerhand gefasst: Denn wir verraten Ihnen nun, wie Sie Ihre Angebetete mit jeder Ihrer Handbewegungen völlig verrückt machen und sie in einen wilden Rausch der Wollust treiben. Egal, ob sie Probleme hat, zum Höhepunkt zu kommen, ob sie ausgedehnten, wilden Sex will oder mehrere *OOO!*-rgasmen hintereinander – in unserer prall gefüllte Wundertüte ist für jeden etwas dabei! In Anbetracht der Tatsache, dass Frau unterhalb der Gürtellinie jede Menge heiße Punkte hat, gibt es auch sehr viel mehr Techniken für die Frau als für den Mann (tut uns leid, meine Herren, aber so ist es nun mal!).

Vor allen Dingen können Sie diese Techniken nicht nur während des Vorspiels anwenden, sondern auch sonst (während des Akts an sich, beim Oralsex oder bei anderen Matratzenpraktiken, die Ihren Vorlieben entsprechen). Lernen Sie, Ihre Hände in jede erotische Facette des Liebesspiels einzuflechten (siehe hierzu Kapitel 10) und wundern Sie sich nicht, wenn *ihre* Libido wie eine Rakete in die Höhe schießt. Vor allem, wenn man bedenkt, dass die unteren Regionen einer Frau alles andere als unkompliziert angelegt sind, sind Ihre Hände nicht nur nützliche, sondern *unerlässliche* Werkzeuge, um ihr Lust zu bereiten. Lernen Sie, das ganze Potenzial Ihrer Hände zu entfalten. Denn sie vermögen es, auch ihr ganzes Potenzial der sexuellen Begierden zu entfesseln. Und das lohnt sich allemal, meinen Sie nicht? Probieren Sie es aus und sehen Sie selbst!

Vulva-Yoga
Am besten mit Gleitcreme

Sex mit der Hand ist weit mehr, als nur den Intimbereich der Partnerin zu reiben. Es lohnt sich, den Horizont zu erweitern, um noch mehr Spaß zu haben. Zur Einstimmung perfekt ist Folgendes: Nehmen Sie die äußeren Schamlippen (die fleischige Haut um ihre Vagina) jeweils zwischen Daumen und Zeigefinger, drücken Sie sanft und ziehen Sie sie langsam nach unten. Diese Technik erschreckt zunächst viele. Aber keine Sorge, es tut ihr nicht weh! Einige Frauen stehen sogar darauf, richtig fest gezogen zu werden (achten Sie aber trotzdem immer auf ihre Reaktion, um nicht *zu* fest zu ziehen!).

Diese Art der Berührung ist ihr vermutlich völlig neu, sodass Sie mit diesem sinnlichen Überraschungsmoment einen echten Trumpf ausspielen. Das Dehnen der äußeren Genitalien wirkt entspannend und erregend zugleich. Zudem kurbelt es den Blutfluss an, was die Lust weiter steigert. Wenn Sie merken, dass sie auf diese Stimulierung mit heftiger Erregung reagiert, dann spielen Sie ruhig weiter. Ziehen Sie die äußeren Schamlippen nach oben, nach der Seite oder eine Schamlippe nach oben, die andere nach unten.

Die Welle

Mit oder ohne Gleitcreme

Umfassen Sie die Vulva mit der Hand, sodass der Handballen auf dem Venushügel liegt (am Schambein) und Ihre Finger nach unten über die inneren und äußeren Schamlippen reichen. Die Vulva mit der ganzen Hand zu umfassen kann auf sie sehr beruhigend wirken und ist eine süße Geste, das Liebesspiel zu eröffnen oder ausklingen zu lassen.

Mit folgender Bewegung machen Sie sie richtig heiß:

Erinnern Sie sich an die Achtzigerjahre, als alle Welt verrückt war auf jenen wogenden Tanzschritt, den man als »Welle« bezeichnete? Auch wenn das vor Ihrer Zeit war – wir sind sicher, dass Sie sich folgende Bewegung sehr gut vorstellen können: Während Sie die Vulva nach wie vor mit der ganzen Hand umfasst halten, fangen Sie nun an, die Hand wellenförmig zu bewegen. Dabei drücken Sie zuerst mit dem Handballen auf den Venushügel, dann mit dem vorderen Handfläche auf die Klitoris und mit den Fingern auf die Schamlippen ... und wieder zurück ... und wieder vor ... Und noch ehe sie weiß, wie ihr geschieht, wird sie sich aufschwingen vor Lust und Gier, um diese Welle zu reiten, die all ihre erogenen Zonen erfasst – Venushügel, Klitoris, Schamlippen, Vagina.

Das kleine Erdbeben
Mit oder ohne Gleitcreme
Hierbei liegt der Handballen etwa zwei Zentimeter über ihrem Schambein, sodass Ihre Finger bequem auf den Gipfel ihres Venushügels reichen. Beginnen Sie nun ein leichtes Trommelspiel mit den Fingern. Die Vibrationen werden ihre gesamte Vulva erbeben lassen samt der Nervenenden unter der Haut – eine fantastische Methode, die ganze Region in erotische Schwingung zu versetzen.

Geschüttelt, nicht gerührt!
Mit oder ohne Gleitcreme
Umfassen Sie die Vulva mit der Hand (so wie bei der »Welle«). Drücken Sie die Hand nun fest nach unten, schütteln und rütteln Sie kräftig, sodass alles darunter *mit*rüttelt. Schnell genug ausgeführt, fühlt sich das ähnlich an wie ein Vibrator, was sie in heftige Wallung bringen dürfte.

Meisterhaft den Bogen streichen!
Am besten mit viel Gleitcreme
Es gibt vielerlei Varianten, die Klitoris einer Frau zu berühren. Doch diese ist ein echter Knüller: Führen Sie Ihren

Zeige- oder Mittelfinger wie den Bogen einer Violine. Lassen Sie die ganze vordere Fläche des Fingers über die Klitoris gleiten, von oben bis unten. Das können Sie derart zart tun, dass Sie die Klitoris kaum berühren. Im Crescendo dann verstärken Sie den Druck allmählich und streichen *sie* gefühlvoll zum absoluten Höhepunkt!

Stellen Sie die Uhr auf Sex!
Am besten mit viel Gleitcreme

Dass die Klitoris hochsensibel ist, müssen wir nicht noch einmal sagen. Aber wussten Sie auch, dass manche Stellen sensibler sind als andere? Um die ganz persönlichen heißen Punkte Ihrer Partnerin herauszufinden, stellen Sie sich vor, dass das Ziffernblatt einer Uhr auf der Klitoris liegt. Nun reiben Sie sie Stunde um Stunde, was sich unter Umständen etwas schwierig gestaltet, da der ganze Bereich sehr klein ist. Aber lassen Sie sich Zeit und genießen Sie es. Und während Sie genau darauf achten, *wann* sie *wie* reagiert, finden Sie heraus, welche Zeigerstellung ihr am besten gefällt. Kaum zu glauben, aber wahr: Den meisten Frauen scheint die 2- bis 3-Uhr-Stellung am besten zu gefallen. Warum das so ist, wissen wir zwar nicht, aber das hat uns die Erfahrung in fast allen Kursen gelehrt.

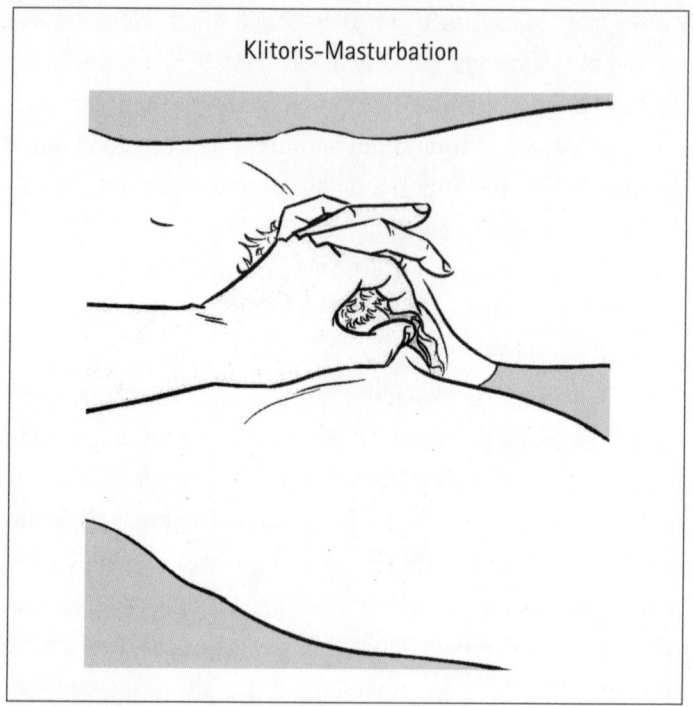

Klitoris-Masturbation

Heißer masturbieren!

Am besten mit viel Gleitcreme

Die Klitoris lässt sich ähnlich reizen wie der Penis eines Mannes. Sie hat, so klein sie ist, ebenfalls einen Schaft, der mit etwas Fingerfertigkeit auf ähnliche Weise gestreichelt werden kann wie der männliche Penis. Um diesen Schaft zu finden, ziehen Sie die Haut des Venushügels nach oben, sodass die Klitoris frei liegt. Dann tasten Sie nach einem kleinen festen Fortsatz unterhalb der rosa Knospe am oberen Ende der Klitoris. Haben Sie den Schaft gefunden, nehmen Sie ihn sacht zwischen Daumen und Zeigefinger und massieren den winzigen Kitzlerstab auf und ab. Jeder Millimeter, den Sie berühren, kitzelt Tausende von Nervenenden wach! Auch wenn Sie scheinbar eine Art Mikro-Erotik betreiben, wird *ihr* die Lust zu Kopf steigen!

Knöchel-Sandwich
Am besten mit viel Gleitcreme
Nachdem Sie das »Heiße Masturbieren« beherrschen und den Schaft der Klitoris mühelos finden, probieren Sie folgende Variante: Drücken Sie den Schaft zwischen die Knöchel Ihres Zeige- und Mittelfingers und streichen Sie damit auf und ab, sodass die Seiten der Knöchel am Schaft entlangreiben. Variieren Sie dabei Tempo und Druck!

Auf Knopfdruck!
Am besten mit viel Gleitcreme
Für diese Technik müssen Sie ebenfalls zuerst den Klitoris-Schaft ausfindig machen (mehr dazu unter *Heißer masturbieren!*). Drücken Sie den Schaft wie zuvor zwischen Daumen und Zeigefinger. Nur streichen Sie jetzt nicht auf und ab, sondern ziehen kleine Kreise mit den Fingern, so als würden Sie eine Wahlscheibe bedienen. Die leichte Seitwärtsbewegung wirkt besonders erregend und ist oft leich-

ter auszuführen als ein Auf und Ab, vor allem, wenn die Klitoris Ihrer Partnerin sehr klein ist.

Bitte klingeln!
Mit oder ohne Gleitcreme

Drücken Sie mit dem Daumenballen fest auf das obere Ende der Klitoris, auf die Eichel. Bis vier zählen, dann loslassen und wiederholen. Diese Technik stimuliert weniger die Eichel als den Schaft, der sich unter dem Druck Ihres Daumens gezwungenermaßen zusammenzieht und sogar spürbare Tänze vollführt. Indem Sie den Druck abrupt lösen, schießt auch das Blut schnell wieder ein und lässt die kleine Lustknospe erblühen, größer und reizvoller als zuvor!

Klopf, klopf!

Ist die Klitoris voll erblüht und erregt, und hält Ihre Partnerin es kaum mehr aus vor Lust, lassen Sie sie noch eine Weile an dieser süßen Schwelle zappeln: Mit der Spitze Ihres Zeigefingers klopfen Sie ganz leicht auf die Klitoris, was die kitzelnde Erregung aufrecht-, die orgastische Explosion aber zurückhält.

Auf den U-ltimativen Punkt gebracht
Am besten mit Gleitcreme

Waren Sie hübsch fleißig und haben Kapitel 7 über die weibliche Anatomie gelesen? Dann werden Sie sich an den

U-Punkt erinnern, jene weithin unbekannte erogene Zone um die Harnröhrenöffnung, die unterhalb der Klitoris und über der Vagina zu finden ist. Versuchen Sie, diesen Punkt zu ertasten und mit dem Zeigefinger leicht zu kitzeln. Gut möglich, dass Sie eine leichte Erhebung spüren. Das rührt daher, dass der U-Punkt mit Schwellgewebe versehen ist, das auf Berührung ungeahnt heftig reagiert!

Erotischer Rundgang
Mit oder ohne Gleitcreme
Bevor Sie in ihr innerstes Heiligtum vorstoßen, sollten Sie sich Zeit nehmen, auch die umliegenden Zonen zu erkunden. Die folgende Technik ist wunderbar geeignet, um den erotischen Rundgang zu beginnen: Legen Sie eine Hand an die Innenseite ihrer Schenkel und streicheln Sie mit dem Daumenballen die äußeren Schamlippen (die die Vagina umschließen). Führen Sie die Bewegung scheibenwischerartig von oben nach unten aus. Das macht sie nicht nur heiß, sondern jagt ihr einen prickelnden Wonneschauer durch den ganzen Körper. Sie wird erbeben vor Lust!

Ins Rollen gebracht
Am besten mit Gleitcreme
Dafür brauchen Sie beide Hände und legen jeweils Daumen und Zeigefinger um die äußeren Schamlippen. Dann beginnen Sie, das Gewebe zwischen den Fingern hin- und

herzurollen – eine wunderbare Massage für die äußeren Schamlippen mit wunderbarer Wirkung: Das Gewebe entspannt, der Blutfluss wird angeregt, und die Empfindsamkeit steigt.

Die Atomuhr
Mit oder ohne Gleitcreme

Wie im Tipp zuvor, so massiert auch diese Technik den Bereich um die Vaginalöffnung. Allerdings geht sie etwas zielorientierter vor: Stellen Sie sich noch einmal das Ziffernblatt einer Uhr vor; die Zwölf befindet sich direkt oberhalb der Klitoris, die Drei auf der äußeren Schamlippe, die Sechs unterhalb der Vaginalöffnung... und so fort. Ziehen Sie nun mit dem Zeigefinger kleine Kreise um jede »Stunde« (aber achten Sie darauf, nicht in die Vagina einzudringen) und warten Sie ihre Reaktion ab. Sie werden merken, dass sie »stündlich« anders reagiert. Doch nachdem Sie das Ziffernblatt umrundet haben, kennen Sie *ihre* ganz persönliche »Zauberstunde«. Schlag acht vielleicht? Oder Punkt zwölf? Auf jeden Fall wissen Sie jetzt sehr viel besser, wie Ihre Partnerin tickt!

Durch den Busch streifen
Mit oder ohne Gleitcreme

Heutzutage wird das Schamhaar oft nur noch als hinderlich empfunden – ein krauser Busch, der die eigentlichen

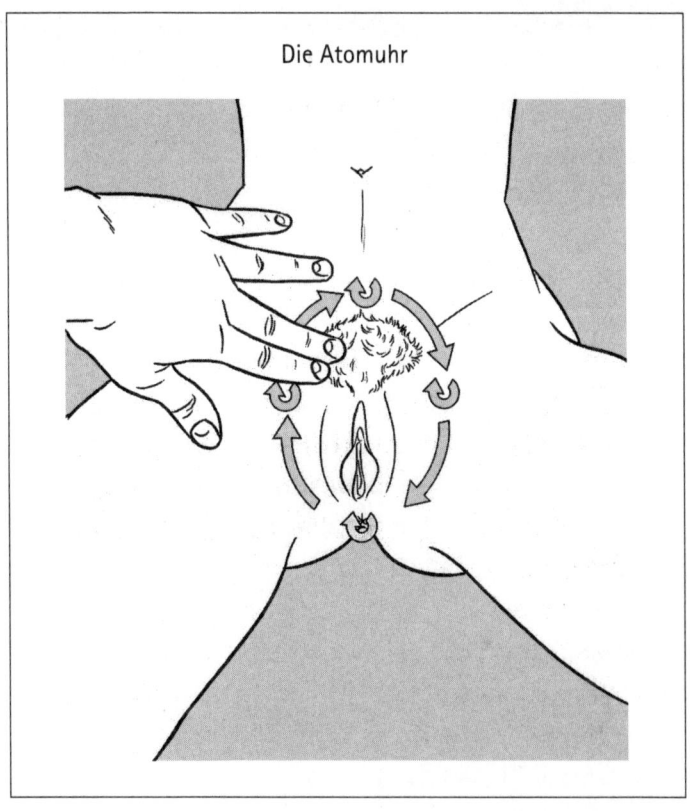

Die Atomuhr

Schätze verdeckt, in dem man hängen bleibt und der überhaupt irgendwie lästig ist. Dennoch hat er ganz besondere
Reize zu bieten: Schlängeln Sie einen Finger durch ihre
Locken, greifen Sie ein kleines Bündel und ziehen Sie
sacht und behutsam, wohlgemerkt! Das stimuliert die Fol-
likel, die unter der Haut sitzen, und damit auch tief lie-

gende Nervenenden, die Sie mit den Händen sonst nicht erreichen. Da diese Technik eine heiße Angelegenheit ist, taugt sie gut, um dem Sex zusätzlich »Pfeffer« zu geben – aber Vorsicht: Sparsam würzen!

Pusseln Sie!

Am besten mit Gleitcreme

Die kleinen, inneren Schamlippen sind die letzte Station, die Sie auf dem Weg zur Vagina passieren. Da sie äußerst empfindsam sind, wird *sie* hier jede noch so zarte Berührung spüren. Also Vorsicht, damit Sie diese Stelle nicht überreizen. Um das zu verhindern, die Lust aber dennoch anzuheizen, machen Sie Folgendes: Legen Sie die Hand auf ihren Venushügel, wobei die Finger nach unten hin zur Vagina zeigen und der Mittelfinger zwischen den inneren Schamlippen liegt. Den Mittelfinger krümmen Sie nun leicht nach innen, sodass er von unten nach oben über die inneren Schamlippen streicht. Der Rest der Hand ruht derweil fest und unbewegt auf ihrem Venushügel; so können Sie die Streichelbewegungen besser kontrollieren und ihnen eine besonders einfühlsame Note geben.

Flatterspiel

Nur ohne Gleitcreme!

Die inneren Schamlippen sind zwar äußerst empfindsam, aber auch ziemlich dehnbar. Und diese Eigenschaft lässt sich nutzen, um ihre Lust auf gänzlich neue Weise zu entzünden: Fassen Sie mit Daumen und Zeigefinger die inneren Schamlippen. Dann kneifen Sie sie leicht gegeneinander, ziehen sie vorsichtig straff und bewegen sie flatternd hin und her. Das stimuliert nicht nur die Schamlippen, sondern entfacht auch einen anderen heißen Punkt: die Klitoris. Sie kommt ebenfalls ins Schwingen, da sie an der vorderen Umschlagfalte der inneren Schamlippen liegt. Und indem die Klitorisvorhaut mitbewegt wird, reibt sie über *ihre* Lustperle. Eine raffinierte Bewegung, die Frau nicht selten zum Orgasmus (t)reibt. (Aber Achtung: Die inneren Schamlippen sind nicht bei allen Frauen lang genug, um sie zu fassen zu bekommen. Ist das der Fall, probieren Sie diese Technik mit den äußeren Schamlippen.)

Nur auf Einladung!
Am besten mit Gleitcreme
Das Eindringen in die Vagina ist immer ein fantastisches Gefühl! Aber anstatt selbst die Initiative zu ergreifen und in den vaginalen Tunnel vorzustoßen, tauschen Sie doch mal die Rollen und lassen sie die Führung übernehmen. Legen Sie eine Fingerspitze *an*, aber nicht *in* die Öffnung der Vagina und bitten Sie sie, Sie »einzuladen«. Das kann sie zum Beispiel tun, indem sie den Pubococcygeal-Muskel (kurz PC) anspannt, den Schambein-Steißbein-Muskel im

Bereich des Beckenbodens. Es ist der gleiche Muskel, mit dem der Urinstrahl unterbrochen werden kann. (Ist sie mit den klassischen Kegel-Übungen vertraut, wird das nicht neu für sie sein.) Indem sie die Beckenbodenmuskeln anspannt, entsteht ein leichter Ansaugeffekt, der Ihren Finger wie von selbst einsaugen dürfte. Falls ihr PC-Muskel nicht stark genug trainiert ist, kann sie Ihren Finger durch kreisende Beckenbewegungen in sich aufnehmen (hier könnten sich ein paar Bauchtanzstunden als ausgesprochen nützlich erweisen!). Egal, wie sie es macht – der Rollentausch macht *sie* zur Regisseurin, was für Sie beide höchst erregend sein kann.

Das Aufziehspiel

Am besten mit Gleitcreme

Im Innern der Vagina angekommen, gebrauchen viele ihre Hand wie einen Penis und führen stoßende Bewegungen aus. Nicht, dass dies nicht ebenfalls eine lustbringende Methode wäre, aber wieso nicht für Abwechslung sorgen? Führen Sie einen Finger (oder auch zwei, wenn ihr das gefällt) in die Vagina ein und lassen Sie dann das Handgelenk kreisen – zuerst im Uhrzeigersinn, dann im Gegenuhrzeigersinn – so weit, wie Sie Ihr Gelenk drehen können. Das stimuliert die Scheidenwände seit- und längswärts und sorgt für prickelnde Erregung. Variieren Sie das Spiel mit gleichzeitig drehenden und stoßenden Bewegungen. Aber beginnen Sie langsam und warten Sie ab, ob es ihr gefällt.

Vagina-Yoga

Am besten mit Gleitcreme

Auch diese Technik dürfte für sie ein ziemlich neuartiges Erlebnis sein, aber eines, das sie lieben wird. Führen Sie ein bis zwei Finger vollständig in die Vagina ein. Dann drücken Sie langsam, aber fest auf die hintere Vaginalwand, halten den Druck und zählen bis fünf. Mit der gleichen Bewegung berühren Sie nun die seitlichen Wände und die vordere Vaginalwand. Zählen Sie ebenfalls wieder bis fünf und lösen Sie den Druck dann langsam. Damit dehnen Sie das innere Gewebe und verschaffen ihr ein einzigartiges Lustgefühl. Aber nicht nur das: Weil der Fluss der Scheidenflüssigkeit angeregt ist, wird sie feucht und feuchter werden vor Verlangen, das Sie mit Sicherheit gerne stillen.

Das hohe C!

Am besten mit Gleitcreme

Formen Sie mit Daumen und Zeigefinger ein C. Führen Sie den Zeigefinger in die Vagina ein und legen Sie den Daumen so auf ihre Klitoris, dass sich die »C«-Beuge zwischen die inneren Schamlippen schmiegt. Wiegen Sie die Hand nun hin und her. Das stimuliert gleich drei Regionen auf einmal – Klitoris, innere Schamlippen, Vagina.

G wie Geil!

Am besten mit Gleitcreme

Mit dieser Technik bringen Sie den G-Punkt auf Touren, jene berühmt-berüchtigte, stark erogene Zone im Inneren der Vagina, die Frau durch sanfte Stimulation zu multiplen Orgasmen und gar zur Ejakulation bringen kann. Nichtsdestotrotz bleibt der G-Punkt vielen Paaren ein ewiges Rätsel! Das mag zum einen daran liegen, dass nicht alle Frauen an dieser Stelle gleich sensibel sind. Zum anderen suchen viele Partner auch nur an der falschen Stelle danach oder wissen ihn nicht richtig zu stimulieren. Lassen Sie uns ein wenig Licht in dieses ahnungslose Dunkel bringen.

Zuallererst sei noch einmal daran erinnert, dass Frau vor dem Liebesspiel unbedingt auf die Toilette gehen sollte. Die Stimulierung des G-Punkts kann nämlich einen plötzlichen Harndrang auslösen, und wenn sie sicher weiß, dass sie sich gerade erleichtert hat, kann sie diesen Drang entspannt ignorieren. Gehen Sie wie folgt vor: Während sie auf dem Rücken liegt, führen Sie Zeige- oder Mittelfinger (oder beide) in die Vagina ein und gehen auf die Suche nach dem G-Punkt. Die Handinnenfläche zeigt dabei nach oben. Nun krümmen Sie den/die Finger und tasten etwa ein bis fünf Zentimeter vom Eingang der Vagina entfernt an der oberen Vaginalwand (am »Dach«) nach einer rauen, münzgroßen Stelle. Sobald Sie den G-Spot ertastet haben, üben Sie

Druck auf ihn aus, indem Sie mit dem Finger eine »Komm-her«-Bewegung machen. Gut möglich, dass sie zuerst gar nichts Besonderes spürt, dass es ihr gar unangenehm ist. Aber nur Geduld. Achten Sie darauf, dass sie tief ein- und ausatmet. Nach wenigen Minuten spürt sie dann ein Kitzeln oder den Drang, Wasser lassen zu müssen (was ja, wie sie weiß, nicht sein kann). Jetzt bloß nicht aufhören! Stimulieren Sie den G-Punkt weiter, und sie wird sich bald ergießen vor Wonne – und denken Sie daran: Das weibliche Ejakulat ist kein Urin. Also, halb so wild, wenn sie ausläuft und das Laken (oder was sonst darunterliegt) nass wird.

A wie Atemberaubend!

Am besten mit Gleitcreme

Haben Sie ihren G-Punkt aufgestöbert und den Lohn der Mühen genossen, dann forschen Sie nun tiefer in ihrer Vagina nach der sogenannten *Anterior Fornix Erogenous Zone*, dem A-Punkt. Diese Zone liegt ebenfalls an der oberen Vaginalwand, etwa ein Zentimeter hinter dem G-Punkt, und fühlt sich auch so ähnlich an. Am besten erreichen Sie ihn mit dem längsten Finger, dem Mittelfinger. Wie im vorangegangenen Tipp empfiehlt es sich auch hier, dass Ihre Partnerin auf dem Rücken liegt, während Sie den (Mittel-) Finger einführen und an der oberen Vaginalwand entlangtasten. Haben Sie die raue Stelle dann gefunden, machen Sie mit dem Finger eine »Komm-her«-Bewegung.

Auch hier kann ein sanfter Druck Ihre Partnerin zu multiplen Orgasmen mit Ejakulation bringen. Wohlgemerkt »kann«, denn jede Frau empfindet anders. Wenn Sie merken, dass weder der G-Punkt noch der A-Punkt den erhofften Wonneschauer erbringt, sollten Sie diese beiden Punkte vielleicht im Zusammenspiel mit anderen heißen Punkten stimulieren. Mit der Klitoris zum Beispiel, die leicht zu erregen ist und Frau meist verlässlich zum Orgasmus treibt.

Den Boden schleifen!
Am besten mit Gleitcreme

Viele der hier vorgestellten Techniken rücken die obere Vaginalwand, das »Dach«, in den Mittelpunkt. Das liegt daran, dass dort viele heiße Punkte liegen. Doch auch die hintere Vaginalwand, der »Boden«, ist nicht zu verachten, denn unmittelbar dahinter liegt der Analkanal, eine weitere hochsensible Region, auf die wir in Kapitel 9 näher zu sprechen kommen. Was Sie vorab aber interessieren dürfte, ist, dass Sie diesen Kanal indirekt stimulieren können. Und zwar so:

Ihre Partnerin liegt auf dem Rücken, während Sie langsam den Zeige- oder Mittelfinger in die Vagina einführen und die Handinnenfläche dabei nach unten halten. Drücken Sie sanft auf den »Boden« der Vagina und führen Sie kleine Kreisbewegungen aus. Diese Massage regt

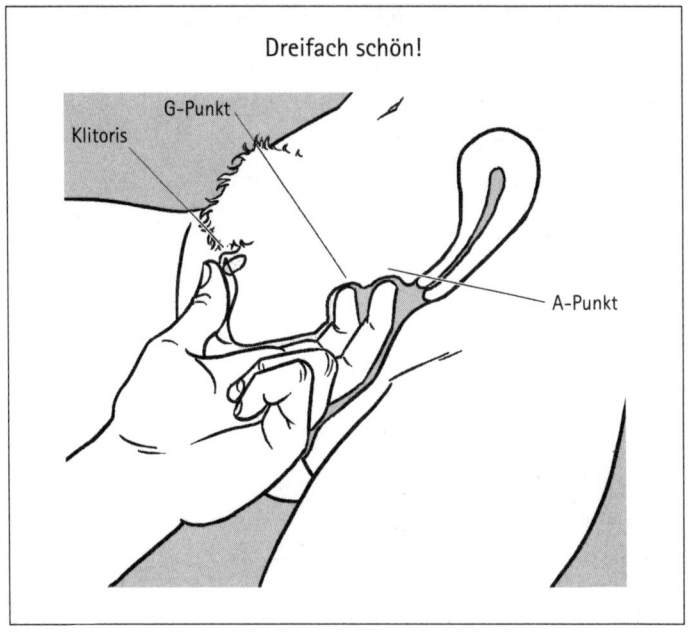

Dreifach schön!

zudem die Produktion der natürlichen Scheidenfeuchtigkeit an. Bedenken Sie, dass jede Frau unterschiedlich heftig reagiert; während sich bei einigen rein gar nichts tut,
schmelzen andere dahin vor Wonne.

Dreifach schön!

Am besten mit Gleitcreme

Diese Technik erfordert ein wenig Koordination, aber lohnt
die (Liebes-)Mühe. Sie stimuliert nämlich nicht ein oder
zwei, sondern gleich drei erogene Zonen auf einmal: den

G-Punkt, den A-Punkt und den C-Punkt (auch als Klitoris bekannt). Um diese Handfertigkeit zu erlangen, beginnen Sie langsam, indem Sie Zeige- und Mittelfinger gleichzeitig in die Vagina einführen (aber nur, wenn *sie* zwei Finger auf einmal als angenehm empfindet und bereits feucht ist). Legen Sie den Zeigefinger an den G-Punkt und den Mittelfinger auf den A-Punkt. Dann beugen Sie beide Finger zu einer »Komm-her«-Bewegung. Inzwischen legen Sie den Daumen der gleichen Hand auf die Klitoris und massieren kleine Kreise. Und siehe da: Da Sie gleich drei heiße Punkte ansteuern und deshalb auch dreimal so viele Nervenenden in Schwingung versetzen, haben Sie mit nur einer Hand sowohl sich selbst als auch ihr die dreifache Chance verschafft, *sie* in lustvolle Höhen zu katapultieren.

Klitoris-Sandwich

Am besten mit Gleitcreme

Der G-Punkt und der A-Punkt sind nicht die einzigen erogenen Zonen an der vorderen Vaginalwand. Drücken Sie fest genug nach oben, können Sie sogar die Wurzel der Klitoris stimulieren – welche sich fünf bis sieben Zentimeter tief in die Beckenregion erstrecken kann. Um diesen schwer erreichbaren Punkt zu treffen, müssen Sie mit beiden Händen zu Werke gehen: Eine Hand bearbeitet den oberen, sichtbaren Teil der Klitoris, die andere stimuliert

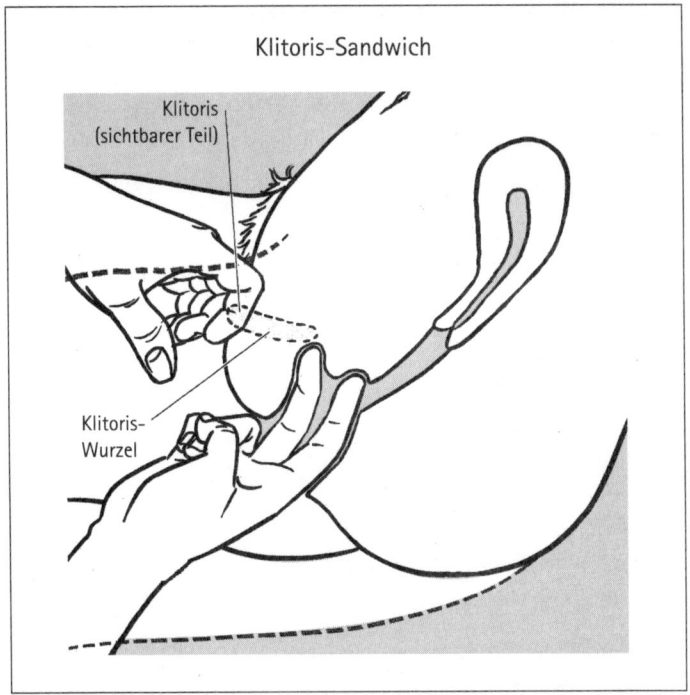

Klitoris-Sandwich

Klitoris
(sichtbarer Teil)

Klitoris-
Wurzel

die Wurzel der Klitoris von innerhalb der Vagina aus – so liegt die Klitoris praktisch wie in einem Sandwich zwischen Ihren Händen. Mit der oben liegenden Hand drücken Sie den Schaft zwischen den Hautkissen oder Knöcheln Ihres Zeige- und Mittelfingers. Fahren Sie dann auf und ab (sofern Ihnen das gelingt), als wollten Sie am Schaft entlangstreichen. Unterdessen dringen Sie mit zwei Fingern der unteren Hand in die Vagina ein, wobei Ihre

Mit der Faust

Ja, mit der Faust! Führen Sie die ganze Hand ins Innere der Vagina ein. Das mag zunächst etwas schmerzhaft oder alles andere als machbar klingen. Doch falls Ihre Partnerin dafür offen ist und Sie richtig vorgehen, kann es zu einem ungeahnt intensiven Lusterlebnis werden. Neugierig geworden? Dann lesen Sie weiter, um die Sache reibungslos in Gang zu bringen!

Viel Gleitcreme – Beim Faustspiel sind Gleitmittel unentbehrlich. Das mindert die Reibung, und die Finger lassen sich leichter einführen. Trotzdem sollten Sie langsam und behutsam vorgehen und auf keinen Fall stürmisch vorwärts preschen, nur weil es mit der Gleitcreme besser »flutscht«. Achten Sie stattdessen auf ihre Reaktionen, und tauschen Sie sich aus, um herauszufinden, wo und wie es ihr besonders gut gefällt. Sobald es ihr an irgendeinem Punkt unbehaglich wird, brechen Sie umgehend ab. Das Motto muss immer sein: Keine Schmerzen!

Erster Schritt: Dehnen – Natürlich können Sie nicht gleich mit der ganzen Hand in sie stoßen und erwarten, dass sie jauchzt vor Wonne! Beginnen Sie stattdessen wie gewohnt mit nur einem Finger und weiten Sie ihre Öffnung langsam, indem Sie sie sanft spreizen. Drücken Sie dann für mindestens fünf Sekunden gegen die Vaginalwand, erst oben, dann seitlich. Das entspannt den gesamten Bereich, sodass Sie nun mühelos einen zweiten Finger einführen können (Zeige- und Mittelfinger sind dafür ideal geeignet), und wiederholen Sie die Dehnbewegung. Falls sich der zweite Finger nicht mühelos einführen lässt, erzwingen Sie nichts! Sie können es noch einmal probieren und den ersten Schritt wiederholen; falls es immer noch nicht klappen will, weichen Sie auf andere Fingerspiele aus!

Tief atmen – Tiefes Atmen hilft, die Vaginalmuskeln zu entspannen, macht sie weicher und damit dehnbarer. Bitten Sie Ihre Partnerin, tief ein- und auszuatmen, während Sie ihre Vagina dehnen. Die Wirkung dürfte bald zu spüren sein!

Weitere Stimulationen – Vergessen Sie vor lauter Faustspiel nicht, sie auch an anderen Stellen scharf zu machen. Streicheln, lecken oder kneten Sie Klitoris, Brüste, Nippel, während Ihre Faust sich langsam einen Weg in die Liebeshöhle bahnt. Machen Sie sie heiß. Das regt die Durchblutung in der gesamten Beckenregion an, was das Gewebe weicher und nachgiebiger macht.

Einer nach dem anderen – Ist die Vagina Ihrer Partnerin entspannt genug und scheint ausreichend geweitet, können Sie nun den Daumen ins Spiel bringen. Schieben Sie dafür den Daumenballen zwischen Zeige- und Mittelfinger und führen Sie alle drei Finger langsam in die Vagina ein. Dabei dehnen Sie sacht das Gewebe, so wie zuvor. Klappt alles reibungslos, nehmen Sie den Ringfinger hinzu. Auf Finger Nummer vier folgt dann der fünfte, der kleine Finger. Achten Sie darauf, dass sie tief und gleichmäßig atmet, während Ihre Finger das Gewebe dehnen. Und tun Sie nichts, was ihr missfällt!

Drin! Was nun? – Eigentlich nichts, lautet die überraschende Antwort. Sind alle fünfe drin, halten Sie die Hand einfach still und verweilen ein wenig. Wer etwas erfahrener ist, kann auch kleine, kreisförmige Bewegungen machen. Aber es geht nicht darum, die Vagina wie gewohnt zu reiben. Allein das Spreizen und Dehnen des Gewebes hat eine unglaublich erotische Wirkung. Wenn Sie zudem ein paar andere heiße Stellen lecken oder kosen, wird *sie* es bald kaum mehr aushalten vor Lust und kommen, was Sie daran spüren, dass sich die Vaginalmuskeln um Ihre Hand zusammenziehen.

Eleganter Abgang – Nachdem Ihre Partnerin gekommen ist, ziehen Sie sich gaaanz langsam zurück. Am besten ist es, die Faust nicht in einem Ruck herauszuziehen, sondern sie von Ihrer Partnerin heraus*drücken* zu lassen: Halten Sie Ihre Hand entspannt, während sie tief einatmet, den PC-Muskel zusammenzieht und beim Ausatmen dann fest nach unten drückt. Auf diese Weise schiebt sie die Hand Stück für Stück aus ihrer Vagina hinaus.

Handinnenfläche nach oben zeigt und die Finger V-förmig gespreizt sind. Drücken Sie dann in einer »Komm-her«-Bewegung gegen die vordere Vaginalwand. Wenn Sie nun beide Hände näher zusammenbringen, liegt die Klitoris-Wurzel eng dazwischen.

9 Anale Lust – Kleiner Ratgeber

Das Wichtigste, das einzig Wichtige überhaupt, wenn Sie irgendeine Art von Analerotik erwägen, ist, dass Sie von Lust und Begierde getrieben sind. Sie müssen es tun, und zwar unbedingt, weil Sie es zu tun begehren... Der Anus ist von allen Körperteilen derjenige, der einen Schwindler sofort entlarvt. Sagt Ihr Kopf »Ja! Ja!«, und Ihr Bauch schreit »Nein! Nein!«, dann wird Ihr Anus auf Ihren Bauch hören.

Nina Hartley

Bestimmt haben einige von Ihnen die vorherigen Kapitel übersprungen und gleich auf diese Seite geblättert, weil Sie wissen, dass es sich lohnt. Andere haben sich vielleicht vorgenommen, das Kapitel zu überblättern, ertappen sich nun aber dennoch beim Lesen, weil sie sich im Stillen denken: *Hmm, vielleicht ist es ja doch nicht so schlecht.* So oder so – Sie sind hier richtig.

Beginnen wir mit ein paar Fakten: Der Anus ist abgesehen von den Genitalien mit mehr Nervenenden versehen als jede andere Region des Körpers, was ihn höchst sensibel macht. Und das bedeutet schier endloses Lustempfinden, egal ob Mann oder Frau, schwul oder hetero, bisexuell, transsexuell, pansexuell oder irgendetwas dazwischen. Ein Anus ist ein Anus ist ein Anus...

Wagen Sie einen Vorstoß in diese wilden, wundervollen Gefilde und erleben Sie einen Orkan der Lust, dass die Betten wackeln! Wie immer spielen Ihre Hände auch hier eine wichtige Rolle.

Ob Sie sich praktisch jungfräulich dem »Hintereingang« nähern oder als erfahrener Anal-Genießer nach neuen Ideen suchen – dieses Kapitel wird jeden befriedigen (eine Analmassage kann nämlich entspannend auf den gesamten Körper wirken). Auch für den Fall, dass Ihr Partner eisern darauf beharrt, nichts von hinten in sich spüren zu wollen, haben wir etliche Tipps parat, wie Sie seine Öffnung dennoch *umspielen* und ihn oder sie zum Wahnsinn treiben können – selbst, wenn Sie gar nicht eindringen. Das Analspiel mag nicht jedermanns Sache sein, aber mal ehrlich – wie wollen Sie herausfinden, ob es Ihnen gefällt oder nicht, wenn Sie es gar nicht erst probieren? Nur zu!

Mit der richtigen Vorbereitung zum schmerzfreien Tiefgang

Analsex ist ein bisschen wie Fallschirmspringen: Halten Sie sich an die Regeln, erleben Sie vermutlich einen einzigartigen Glücksrausch! Missachten Sie die Regeln, werden Sie höchstwahrscheinlich eine Bruchlandung erleiden! Also: Nehmen Sie die Sicherheitsmaßnahmen ernst und erleben Sie Analsex pur – der genauso geil wie verrufen ist!

Langsam vorarbeiten!

Besser gesagt im Schneckentempo. Dringen Sie niemals hart und ungestüm in den Anus ein, zumal ein Eindringen von den meisten (vor allem den Neulingen) ohnehin nicht gewollt ist, zumindest nicht gleich beim ersten Mal. Umspielen Sie stattdessen die Randbezirke, welche ebenfalls sehr sensibel sind und die erotische Aufmerksamkeit sehr genießen werden. Falls Sie sich dann doch irgendwann mit langsam kreisenden Bewegungen inwärts auf die Rosette zubewegen, dann *drängen* Sie *nicht* hinein. Warten Sie, bis der Anus so weit ist und Sie einlässt, andernfalls haben Sie dort nichts zu suchen! Und achten Sie die ganze Zeit darauf, dass Ihr Partner tief ein- und ausatmet. Das hilft, den Analkanal zu entspannen.

Viel, viel Gleitmittel!

Der Anus ist nicht von Natur aus feucht, und das heißt: Selbst für Feuchte sorgen! Damit gleiten Sie besser hinein, ohne Ihrem Partner Unbehagen zu bereiten. (Auf gar keinen Fall rücksichtslos hineinzwängen, nur weil es mit der Gleitcreme besser flutscht. Achten Sie auf die Körpersprache Ihres Partners und passen Sie sich seinem Tempo an.) Um sich vor sexuell übertragbaren Krankheiten zu schützen, stülpen Sie sich ein Kondom, ein Dentalgummi oder einen Latexhandschuh über den/die Finger (siehe hierzu Kapitel 2).

Aha! – Was Sie über die anale Anatomie wissen sollten

Falls Sie die hintere Körpergegend noch nie erkundet haben, ist es hilfreich, zu wissen, was Sie dort erwartet. Hier ein kurzer Überblick der analen Reize in der Reihenfolge, wie sie Ihnen begegnen:

Der äußere Schließmuskel: Auf ihn treffen Sie zuerst. Als äußerer Schließmuskel bezeichnet man die kleine, ringförmige Ausstülpung zwischen den Pobacken. Er wird durch das Zentralnervensystem kontrolliert, weshalb er sich willkürlich anspannen und entspannen lässt (was eventuell einiger Übung bedarf).

Der innere Schließmuskel: Führen Sie einen Finger am äußeren Schließmuskel vorbei etwa ein bis zwei Zentimeter

tief in den After ein, wo Sie auf einen weiteren Schließmuskel treffen – den inneren Schließmuskel. Im Gegensatz zum äußeren Schließmuskel wird er durch ein auto-
nomes Nervensystem kontrolliert, was bedeutet, dass er
nicht willentlich beeinflussbar ist – weder von Ihnen noch
von Ihrem Partner. Wie aber kommt man dann daran vorbei? Verweilen Sie einfach ein wenig an seiner Schwelle
und drücken Sie ihn ganz sanft. Dann warten Sie ab, bis er
sich praktisch wie von selbst öffnet und Sie einlässt!

Das Rektum (Mastdarm): Hinter den eben genannten roset-
tenförmigen »Torwächtern« liegt im sogenannten kleinen
Becken das Rektum – ein relativ geräumiger Gang, der
zwischen 15 und 20 Zentimeter lang ist. Rektum heißt so
viel wie »der gerade Darm«, wobei er eher S-förmig als gerade und mit einigen sehr sensiblen Punkten versehen ist.
In etwa sechs bis sieben Zentimetern Tiefe lässt sich beim
Mann die Prostatadrüse ertasten; bei der Frau lässt sich
durch den »Hintereingang« auch der G-Spot stimulieren,
der bekanntlich gleich nebenan im Vaginalkanal zu Hause
ist. Was Sie außerdem interessieren dürfte: Der Stuhl ver-
weilt nicht hier im Mastdarm. Er wird weiter oben im
Dickdarm gesammelt – und tiefer als in das Rektum reichen (oder wollen) Ihre Fingern wahrscheinlich ohnehin
nicht.

(Keine) Angst vor dem Kacke-Faktor

Er, nun ja, er will mir weismachen, dass (Analsex) ganz »natürlich« ist. Ich, nun ja, bin eher so drauf, dass ich sage: »Erstens kommt da Kacke raus; und zweitens… verdammt, kommt da Kacke raus.« Ich brauche keine zwei Gründe, wenn's um Kacke geht.

Sarah Silverman

Es lässt sich nicht leugnen, dass der Anus ein Anus ist, mit allem, was dazugehört. Doch sofern Sie alles richtig vorbereiten, werden Sie in neun von zehn Malen nicht auch nur die kleinste Spur von Kot finden. Die erste vorbeugende Maßnahme hat mit Ihrem Ernährungsverhalten zu tun: Haben Sie vor, in sagen wir ein bis zwei Tagen die analen Gefilde zu erforschen, dann empfehlen sich ballaststoffreiche Nahrungsmittel, die den Darmgang freiputzen (dazu gehören frisches Obst, Gemüse, Blattspinat, Vollkornprodukte, Hülsenfrüchte, Nüsse etc.).

Des Weiteren sollten Sie unbedingt auf Hygiene achten und auch die Stellen waschen, die nicht von der Sonne beschienen sind. Ganz genau. Sie haben richtig gelesen. Stecken Sie sich einen Finger in den Po, so weit es Ihnen angenehm ist, und waschen Sie sich von innen. (Aber vorher die Fingernägel schneiden und darauf achten, dass alle

Seifenreste entfernt sind, da Seife die Schleimhäute reizt und das natürliche bakterielle Gleichgewicht im Rektum stören kann.) Dieses Vorgehen hat den zusätzlichen Vorteil, dass Sie wissen, was Sie erwartet – egal, ob Sie der »Eindringling« sind oder umgekehrt. Und das ist von unschätzbarem Wert.

Aber denken Sie daran, dass manchmal alle Vorkehrungen und Planungen nichts nützen und... es manchmal eben scheiße läuft! Halten Sie für kleinere Malheurs feuchte Kosmetiktücher parat.

Nicht von der Hand zu weisen – Infektionsgefahr!

Selbst in einem noch so blitzblank geputzten Anus können sich schädliche Bakterien verstecken. Daher gilt: Was in Ihrem After steckte (Finger, Penis, Sexspielzeuge etc.), sollte nicht unmittelbar danach in die Vagina eingeführt werden, um Infektionen zu vermeiden. Zudem sollte man eine Hand ausschließlich für den »Hintereingang« benutzen, die andere ausschließlich für den »Vordereingang«. Oder man streift sich Latexhandschuhe oder Kondome über die Finger, die man wieder abnehmen kann, sollte man danach in andere anatomische Gefilde vordringen. Auch Gleitcreme sollte nicht vom Anus in die Vagina gelangen (was leicht passiert, wenn *sie* auf dem Bauch liegt).

Um der Gefahr vorzubeugen, sollte sie sich ein kleines Handtuch zwischen die Beine legen.

Alle Heteros, aufgepasst! – Analsex heißt nicht, dass Mann schwul ist!

»Sex von hinten« erfreut sich auch bei heterosexuellen Paaren zunehmender Beliebtheit. Trotzdem mag so manche Frau ein letztes Fünkchen Zweifel hegen und sich fragen, ob *er* vielleicht doch anders gepolt ist, wenn er so richtig großen Spaß daran hat. Nun, wir sind keine Psychologen, aber wir halten das für höchst unwahrscheinlich. Hände sind zwar unglaubliche Werkzeuge, aber *so* unglaublich nun auch wieder nicht. Das Eindringen in den Anus mag einen hetero- oder bisexuellen Mann zwar erregen, aber abgesehen davon gibt es buchstäblich eine ganze Latte von Gründen, die den Mann zur Frau hinziehen – und das wird ein Finger in seinem Po nicht so schnell ändern. Außerdem, meine Damen, ist es *Ihr* Finger, den er da in sich spürt – für ihn ein Grund mehr, diese Stelle genauso zu verehren wie Sie.

Po-Techniken

Die folgenden Handgriffe scheiden sich in zwei Lager. Handgriffe der Variante eins *umspielen* den Hintereingang, ohne einzudringen, was an sich sehr erregend sein kann und eine hervorragende Spielart ist, sich heranzutasten und heiß zu machen für weitere Handarbeiten, mit denen Sie in Variante zwei tiefere Gefilde erforschen. Sämtliche Techniken der beiden Varianten eignen sich für Männer und Frauen gleichermaßen. Wenn nicht, merken wir dies an. Wie hat Margaret Cho einmal gesagt? »Jeder Anus ist ein bisschen anders. Wie die Schneeflocken.« Aber rückversichern Sie sich ab und zu bei Ihrem Partner, ob das, was Sie tun, ihm auch gefällt.

Techniken ohne Penetration:

Anal-Yoga
Mit oder ohne Gleitcreme
Spreizen Sie die Pobacken Ihres Partners langsam auseinander und legen Sie die Daumen jeweils seitlich an die Öffnung. Drücken Sie vorsichtig nach unten und ziehen Sie die Haut unter Ihren Daumen ganz langsam auseinander, während Ihr Partner tief einatmet. Dann schieben Sie beide Seiten wieder zusammen, während Ihr Partner

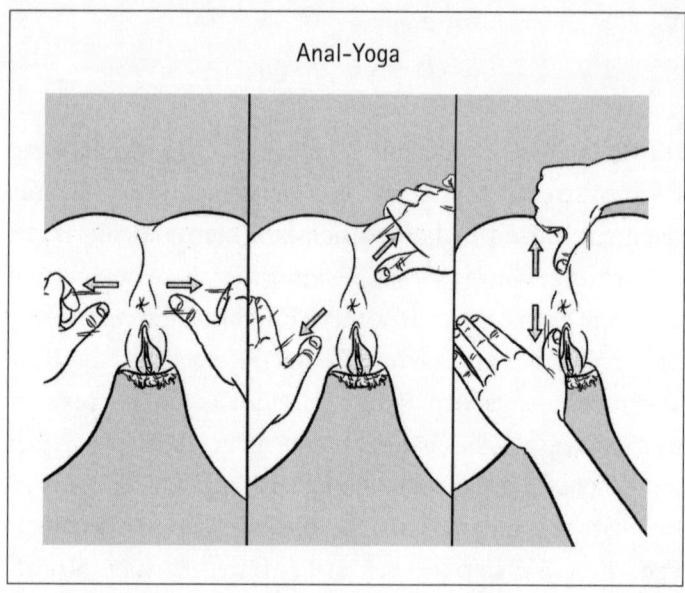

Anal-Yoga

ausatmet. Wiederholen Sie das Ganze, indem Sie die Daumen ein klein wenig drehen, sodass sie nun eher diagonal zur Öffnung liegen. Dann schieben Sie die Daumen auf geradem Weg und leicht ziehend ein Stück nach oben, dann nach unten. Bedenken Sie immer, dass die Atmung des Partners das A und O ist. Ohne tief ein- und auszuatmen, wird sich der Anus möglicherweise überhaupt nicht entspannen. Lassen Sie sich Zeit, dehnen und stimulierten Sie den Anus in aller Ruhe, und ganz allmählich tut sich etwas – ein durchaus perfektes (Er-)Öffnungsspiel.

»Von hinten« – für Anfänger
Mit oder ohne Gleitcreme

Wer nicht gewohnt ist, am/im Anus berührt zu werden, geschweige denn, irgendetwas eingeführt zu bekommen, sollte zusehen, dass er vorab ein Gefühl für das Gefühl bekommt. Gehen Sie wie folgt vor: Legen Sie eine Hand zwischen die Pobacken, sodass die Spitze des Mittelfingers den Anus leicht berührt. Die andere Hand legen Sie auf das Kreuzbein – das ist der keilförmige Knochen oberhalb der Pospalte, der bei Berührung die gesamte Beckenregion erregen kann, was Ihnen nur recht sein kann. Halten Sie beide Hände still und bitten Sie Ihren Partner, tief ein- und auszuatmen. Stellen Sie sich dabei vor, er/sie würde durch den Anus atmen. Klingt seltsam, zugegeben, aber es hilft, Spannungen zu lösen, die sich dort oft festgesetzt haben. Und mit etwas Glück öffnet Ihnen diese Technik Tür und Tor. Außerdem eignet sie sich hervorragend, um die anale Penetration sanft ausklingen zu lassen. Anstatt die Hand rasch und abrupt zurückzuziehen, verweilen Sie noch ein wenig und genießen die letzten Momente dieser intimen Begegnung.

Betende Hände
Viel Gleitcreme – ein Muss!

Legen Sie die Hände aneinander, so als würden Sie beten, und schieben Sie sie dann zwischen die Pobacken Ihres

Partners. Beginnen Sie mit langsamen Sägebewegungen in der Pospalte (falls Sie eine Frau verwöhnen, »sägen« Sie nur nach oben, um zu vermeiden, dass Gleitcreme vom Anus in die Vagina gelangt). Für ein erregendes Vorspiel perfekt, da Sie den Eingang stimulieren, ohne in den Anus einzudringen.

Stromaufwärts

Viel Gleitcreme – ein Muss!

Diese Technik ähnelt der eben beschriebenen. Nur machen Ihre Hände jetzt keine sägenden, sondern wellenförmige Bewegungen – wie ein Lachs, der sich den Fluss hinaufschlängelt. Zahllose Nervenenden am »Flussufer« werden ein wahres Feuerwerk der Lust entfachen!

Daumentrommel

Am besten mit Gleitcreme

Legen Sie beide Daumen an den Anus und beginnen Sie das Spiel: Erst trommelt der eine Daumenballen, dann der andere im Sekundentakt auf den Anus. Wenn Sie merken, dass es Ihrem Partner gefällt, können Sie das Tempo langsam steigern (bei erfahrenen Daumentrommlern schlägt der Daumen bis zu dreimal pro Sekunde auf den Anus). Auch am Hintereingang gilt: *Bitte Anklopfen!* Wer weiß, vielleicht ruft es von drinnen laut: »Herein.«

Techniken mit Penetration:

Sesam öffne dich!
Viel Gleitcreme – ein Muss!

Haben Sie die Techniken ohne Penetration bereits ausprobiert und hat Ihr Partner zu verstehen gegeben (durch Worte, Zeichen oder Stöhnen), dass er bereit für mehr ist, dann steht einem weiteren Vordringen nichts mehr im Wege. Gehen Sie wie folgt vor: Legen Sie einen Finger auf den Anus und drücken Sie sanft. Das gibt Ihrem Partner Zeit, Sie einzulassen. Drängen Sie nicht hinein, sondern warten Sie, bis der Anus sich öffnet und Sie einlässt. Ist Ihr Finger am äußeren Schließmuskel vorbei, halten Sie ihn mindestens 30 Sekunden lang still, damit Ihr Partner sich an das Gefühl gewöhnen kann. Allein die Penetration kann ein Lusterlebnis für sich sein, selbst ohne eine Fingerbewegung. Also nicht hetzen! Je langsamer Sie vordringen, desto mehr können Sie beide es genießen.

Runde zwei
Viel Gleitcreme – ein Muss!

Kurz nach dem äußeren Schließmuskel stoßen Sie auf Schließmuskel Nummer zwei, der bei den meisten Menschen ein bis zwei Zentimeter tief im After liegt. Aber auch hier gilt: Nichts erzwingen! Verweilen Sie einfach und drücken Sie mit dem Finger ganz leicht an die Öffnung – eine simple Berührung, aber sie fühlt sich fantastisch an. Haben Sie ein wenig Geduld, und Sie werden belohnt: Auch dieser innere Schließmuskel gibt irgendwann nach und lässt Sie tiefer dringen.

Stellen Sie die Uhr!
Viel Gleitcreme – ein Muss!
Sind Sie an beiden Schließmuskeln vorbei, werden Sie merken, dass sich der Anus etwas auftut. Zeit, auf Forschungsreise zu gehen. Stellen Sie sich das Ziffernblatt einer Uhr um den äußeren Rand des Rektums vor. Drücken Sie auf die Ziffer jeder Stunde und versuchen Sie, auf dieser Stelle kleine Kreise zu massieren. Achten Sie dabei auf jede Reaktion Ihres Partners. Tauschen Sie sich, wenn möglich, aus. Beschreiben Sie, was Sie tun (*Ich drücke/reibe »Punkt acht Uhr«*), und fragen Sie nach, wie sich das für sie/ihn anfühlt. So finden Sie die heißeste Stelle (punkt-)genau heraus.

Prostata-Massage – die erste (nur für den Mann)
Viel Gleitcreme – ein Muss!
Für den Mann ist ein Bereich im Anus von ganz besonderem Reiz: die Prostata, eine hochsensible Drüse, die etwa sieben Zentimeter tief an der inneren vorderen Wand des Anus liegt. Liegt Mann auf dem Bauch, lässt sich die Pros-

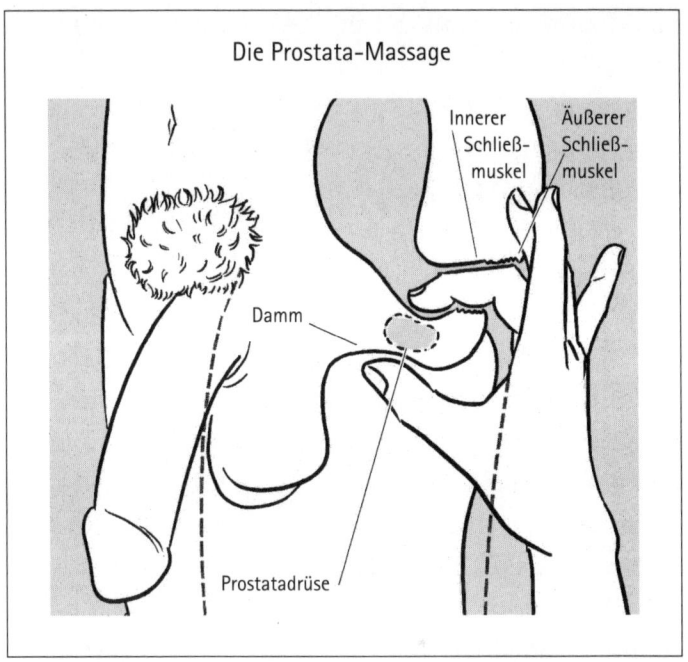

Die Prostata-Massage

Innerer Schließ-muskel

Äußerer Schließ-muskel

Damm

Prostatadrüse

tata leicht finden, indem Sie in diesem Bereich nach unten drücken und eine etwa walnussgroße Erhebung spüren. (Denken Sie daran, dass die Prostata anschwellen kann und demzufolge im Erregungszustand leichter auszumachen ist. Wenn Sie also etwas Mühe haben, sie zu finden, stimulieren Sie zunächst andere Bereiche und forschen später noch einmal danach.) Aber sobald Sie sie entdeckt haben, machen Sie mit dem Finger eine »Komm-her«-Bewegung. Das verschafft ihm ungeahnte Freuden. Manch ein Mann kann sogar allein durch die Stimulierung der Prostata zum Orgasmus kommen.

Prostata-Massage – die zweite (nur für den Mann)
Viel Gleitcreme – ein Muss!

Das Massieren der Prostatadrüse durch den Anus ist ein phänomenales Gefühl, das Sie allerdings noch steigern können. Wie? Wir verraten es Ihnen: Erinnern Sie sich noch daran, dass wir gesagt haben, die Prostata lässt sich auch durch Druck auf den Damm stimulieren, jenen fleischigen Bereich zwischen Hoden und Anus? Tun Sie genau das, während Sie anal in ihn eindringen. Auf diese Weise stimulieren Sie die höchst empfindsame Prostata von *beiden* Seiten. Formen Sie dafür ein »C« mit Daumen und Mittelfinger. Führen Sie den Mittelfinger nun in den Anus ein und drücken Sie sanft auf die Prostata, während Sie gleichzeitig mit dem Daumen auf den Damm drücken. Bewegen Sie die ganze Hand in kleinen Kreisen – er wird unter Ihren Händen zerfließen vor Lust und Wonne!

Extras für den G-Punkt (nur für die Frau)
Viel Gleitcreme – ein Muss!

Während Frau die anale Penetration schon deshalb als lustvoll empfindet, weil die Öffnung mit jeder Menge Nervenenden versehen ist, kennen wir noch ein anderes, *tief* gehütetes Geheimnis: die Stimulation des G-Punkts. Ganz

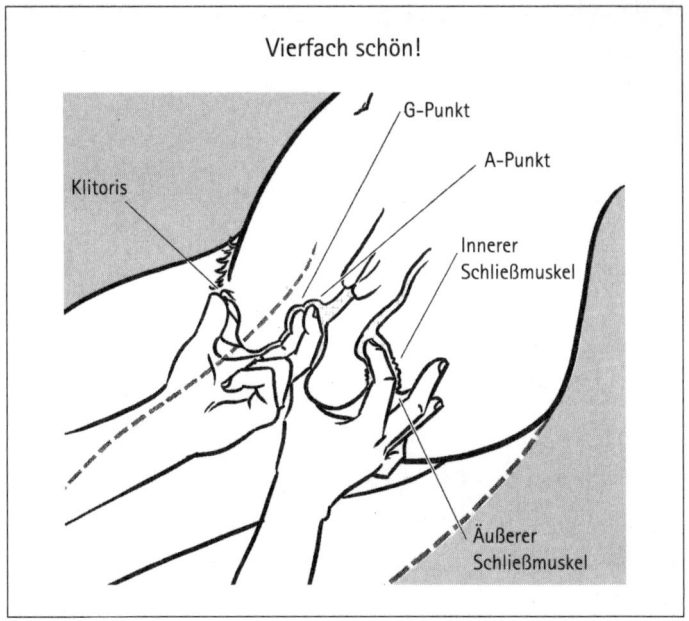

Vierfach schön!

G-Punkt

A-Punkt

Klitoris

Innerer
Schließmuskel

Äußerer
Schließmuskel

genau. Diese bekannte erogene Zone lässt sich sowohl durch das Rektum als auch durch die Vagina stimulieren. Um sie zu erreichen, liegt Frau am besten auf dem Bauch, während Sie ihr einen Finger, mit der Handfläche nach unten zeigend, in den Anus schieben. Sobald Sie etwa sieben Zentimeter tief eingedrungen sind, drücken Sie nach unten und machen mit dem Finger eine »Komm-her«-Bewegung. In unseren Kursen haben wir nicht selten erlebt, dass Frauen dadurch spontan zum Orgasmus kommen. Und das ist allemal eine Reise wert, meinen Sie nicht?

Vierfach schön! (nur für die Frau)

Viel Gleitcreme – ein Muss!

Sie liegt auf dem Rücken und hebt die Beine so, dass ihre Knie oder Füße auf Ihrer Brust oder den Schultern aufliegen. Dann führen Sie einen gut eingecremten Finger in ihren Anus ein und warten, bis sie erregt genug ist, bevor Sie tiefer dringen. Zeige- und Mittelfinger der anderen Hand schieben Sie derweil in ihre Vagina, und zwar bis an den G-Punkt und A-Punkt. Legen Sie dann den Daumen der gleichen Hand auf die Klitoris. Nun beginnen Sie, mit allen Fingern gleichzeitig, kleine kreisende Bewegungen zu machen. So, wie es ihr am angenehmsten ist. Auf diese Weise stimulieren Sie *vier* erogene Zonen gleichzeitig! Ein echter Volltreffer!

10 Alles in einem – wie Ihre Hände jedes Liebesspiel aufheizen können

»Liebe ist die Antwort, aber während man auf die Antwort
wartet, wirft Sex ein paar ziemlich gute Fragen auf.«

Woody Allen

Glückwunsch. Wenn Sie das Buch bis hierhin gelesen
haben, kennen Sie hundert Arten, jeden heißen Punkt des
Körpers zu stimulieren – mit überwältigender Wirkung.
Doch das ist noch längst kein Grund, es dabei bewenden
zu lassen. Mit zu den besten Eigenschaften unserer Hände
gehört, dass sie sich in alle Bereiche unseres Sexlebens
einbeziehen lassen – vom Geschlechtsakt selbst bis hin zu
Oralsex und darüber hinaus. So ziemlich alles, was Sie sich
für das Liebesspiel vorstellen können, wird unter dem tat-
kräftigen Einsatz unserer Hände zum puren Lusterlebnis.
Es ist also an der Zeit für neue heiße Ideen.

Beim Weiterlesen werden Sie merken, dass die Kompositionen allesamt auf Handgriffe aus den Kapiteln 4, 6, 8
und 9 aufbauen (blättern Sie also ruhig noch einmal zu-

rück, um das Gelernte aufzufrischen). Das koordinatorische Geschick, dessen es für einige der Kompositionen bedarf, mag zunächst ein wenig anspruchsvoll erscheinen (so, als wollte man sich den Kopf tätscheln und gleichzeitig am Bauch reiben). Aber nach ein paar ersten Versuchen haben Sie den Dreh schnell raus. Zwei Dinge vorweg: Zum einen ist die Liste der Möglichkeiten, die wir Ihnen für eine intime Begegnung an die Hand geben, bei Weitem nicht vollständig. Zum anderen zählen die innige Kommunikation und Verbundenheit mit dem Partner weit mehr als alle Tricks und Kniffe, die Sie aus dem Ärmel schütteln. Betrachten Sie die Ideen daher als eine Art Startrampe zu ungeahnten neuen Höhenflügen, als Ausgangspunkt für neue Experimente. Und Sie werden merken, dass Ihre Hände zu wahren Virtuosen des Improvisationsspiels werden. Bereit zum Abflug in neue, lustvolle Höhen? Bitte anschnallen und genießen!

Von Tuten und Blasen – Atemberaubender Oralsex

Machen wir doch mal eine kleine Rechnung auf. Ihr Mund ist ein echtes erotisches Feuchtgebiet, ein wahres Zauberland, um wilde Begierden wach zu kitzeln. In Kombination mit den unzähligen Fertigkeiten, über die Ihre Hände nun verfügen, eröffnen sich schier endlose Möglichkeiten. Selbst wenn Ihre Hände beim Oralsex auch schon bisher im Spiel waren, haben Sie wohl kaum an der Oberfläche dessen gekratzt, was im Zusammenspiel mit Hand und Mund möglich ist. Zeit, das zu ändern! Zunächst aber wollen wir Ihnen ein paar allgemeine Ratschläge mit auf die erotischen Wege geben:

Hände reichen weiter als der Mund

Der Mund ist verglichen mit den Genitalien eine eher kleine Körperregion. Und das bedeutet: Egal ob Sie lecken, saugen oder knabbern, weite erotische Felder bleiben brach und trocken liegen. (Sollten Sie je probiert haben, einen Penis in voller Länge in den Mund zu nehmen oder den G-Punkt einer Frau mit der Zunge zu erreichen, dann wissen Sie, was wir meinen.) Ihre Hände können hier sehr hilfreich sein: Während Sie mit der Zunge die Klitoris umspielen, lassen Sie einen Finger in ihre Scheide wandern; oder falls Ihr Mund nur das erste Drittel des Penis fassen kann, legen Sie die Hand um den übrigen Teil. Und da Ihre Hände sprechen können und das weitergeben, was Mund und Zunge fühlen, wird Ihr Partner Mund-, Zungen- und Fingerspiel gleichermaßen genießen und staunen über die großflächige erotische »Feldarbeit«.

Ablösung naht!

Wenn Sie es ihr/ihm nur mit der Zunge machen, dann verlassen Sie sich mehr oder weniger auf die altherkömmlichen Techniken (die Klitoris lecken/am Schwanz saugen), die aller Erfahrung nach zuverlässig zum Orgasmus führen. Aber wie wäre es, wenn Sie den Mund bei seiner anstrengenden Arbeit ablösen? Die Hände springen gerne ein, und Lippen und Zunge können sich anderweitig kreativ betätigen, beispielsweise seine Hoden lecken oder verspielt über ihren Damm streichen. Das vielseitige orale Spiel führt garantiert zu einem befriedigenden Erfolg!

Abgeguckt!

Klar, Sie kennen wahrscheinlich jede Menge raffinierte Lippen- und Zungenspiele, aber haben Sie damit auch *alle* Möglichkeiten ausgeschöpft? Wohl kaum. Um den Horizont ein wenig zu erweitern, erinnern wir uns an Kapitel 6 und 8. Einige Tricks lassen sich dort sehr schön abschauen und mit dem Mund umsetzen, wie etwa das »Bitte klingeln!« (siehe Seite 174). Legen Sie die Zungenspitze an die Klitoris und drücken Sie leicht. Oder wie wäre es mit dem »Flatterspiel« (siehe Seite 178)? Nehmen Sie die inneren Schamlippen mit einer leicht saugenden Bewegung in den Mund und bewegen Sie den Kopf hin und her. Verwöhnen Sie den Mann, probieren Sie doch mal »Die Rassel« (siehe Seite 126). Machen Sie den Mund weit auf und spielen ein bisschen Ball mit der Eichel; aber achten Sie darauf, dass die Zähne nicht im Weg sind. Oder hat Ihnen das Yoga für den Hodensack gefallen? Dann klemmen Sie sacht den mittleren Saum des Sacks zwischen die Lippen und ziehen ihn leicht. Verlassen Sie die altgewohnten Pfade des oralen Liebesspiels und nutzen Sie die weite Palette der denkbaren Möglichkeiten!

Atempause!

Naht ein Zungenkrampf, fangen Ihre Lippen an zu zittern oder bekommen Sie einen steifen Hals, bieten Ihre Hände einmal mehr rettende Hilfe. Sie übernehmen das Spiel, während sich der Mund erholen kann. Und auch hier gilt: Da Hände und Mund erstaunlich ähnliche Empfindungen wecken, wird es Ihrem Partner relativ egal sein, mit welchem Werkzeug Sie gerade zugange sind. Er wird es schlicht genießen, heißer... und heißer... und heißer zu werden!

Lassen Sie ihn/sie mitspielen!

Hin und wieder will man nicht allein die ganze Arbeit tun, während sich der Partner entspannt zurücklehnt und buchstäblich keinen Finger rührt. Das Spiel zu zweit bringt doppelte Lust! Zum Beispiel kann er/sie Ihnen eine Kopf- oder Schultermassage geben oder Ihnen nach unten in den Schritt langen und Ihre Genitalien verwöhnen (sofern die

Stellung dies zulässt). Und schließlich kann derjenige, der gerade in den Genuss der oralen Stimulation kommt, auch selbst Hand anlegen. Mann kann beispielsweise mit seinen Hoden spielen, während Frau seinen Penis stimuliert; Frau wiederum kann sich die Brüste oder die Klitoris massieren, während Mann nach ihrem G-Punkt forscht. Falls Sie merken, dass es Ihrem Partner unangenehm ist oder er Hemmungen hat, sich während des Liebesspiels selbst anzufassen, ermutigen Sie ihn. Sagen Sie ihm, wie sehr es Sie antörnt, ihm dabei zuzusehen. Und mal ehrlich, solange jeder am Ende auf seine Kosten kommt, spielt es keine Rolle, wessen Hände wo und wie beteiligt waren, oder? Wir meinen: Je mehr Hände, desto besser!

Gleitcreme nicht vergessen!

Nur, weil Ihr Mund mitspielt, heißt das nicht, dass automatisch alles »flutscht«. Speichelflüssigkeit verdunstet rasch. Sie müssen also damit rechnen, dass Sie noch vor dem Höhepunkt wieder trocken werden. Falls Sie nicht unbedingt scharf sind auf den Geschmack von Gleitcreme im Mund, versuchen Sie es mit Kokosöl (das hat antimykotische Eigenschaften, wirkt also Pilzinfektionen entgegen, und hält das Scheidenklima nachweislich gesund). Oder wählen Sie ein aromatisiertes Gleitmittel (die es in vielfältigen Geschmacksrichtungen gibt wie Minze oder Kirsch). Beachten Sie aber, dass das Scheidenklima vieler Frauen empfindlich auf Zucker oder andere Zusätze reagiert. Sind Sie unsicher, weichen Sie auf homöopathische Mittel aus.

Stellungsspiele

Die typische Stellung vieler Paare beim Oralsex sieht so aus: Einer liegt auf dem Rücken, der andere beugt sich von oben über seine/ihre Genitalien. Doch diese Stellung geht dem aktiven Partner oft ordentlich ins Genick. Außerdem begrenzt sie den Zugang zu gewissen anderen erogenen Zonen, die Sie vielleicht ebenfalls stimulieren möchten. Zum Glück gibt es jede Menge anderer Stellungen für ein erfüllendes Oralspiel unterhalb der Gürtellinie:

- Der passive Partner sitzt mit gespreizten Beinen auf der Stuhl- oder Bettkante, während Sie als aktiver Partner auf dem Boden dazwischen knien. Da Sie bei dieser Stellung Kopf und Rumpf gerade halten können, beugen Sie Nackenverspannungen vor. Und falls Ihr Partner weit genug nach vorne rutscht, können Sie auch leicht an hintere Gefilde gelangen (an Hoden, den Damm oder, falls der Partner die Beine etwas hebt, den Anus).
- Der passive Partner steht, der aktive befindet sich kniend davor. Diese Stellung schont ebenfalls den Nacken. Und falls der passive Partner zudem die Beine spreizt, haben

Sie alle Möglichkeiten, an Hoden, Vagina, Damm und/ oder Anus zu kommen.

- Der passive Partner steht, während ein Bein auf einem Stuhl oder Bett aufliegt. Der aktive Partner kniet zwischen den Beinen. Auch hier haben Sie keinerlei Nackenverspannung sowie ungehinderten Zugang zu allen erotischen Winkeln.

- Beide liegen nebeneinander. Hier haben wir die wahre erotische Entspannung – und falls Sie dann Lust auf ein bisschen Oralsex in der Variante 69 bekommen, haben Sie alle Hände frei, um auf erotische Wanderschaft zu gehen.

Oralsex – So verwöhnen Sie ihn mit Hand und Mund

Haben Sie ihn schon einmal so richtig »weg-*geblasen*«? Ja? Dann warten Sie ab, welche Tricks wir Ihnen jetzt verraten. Nachdem Sie in Kapitel 6 gelernt haben, wie Sie die Sache am besten in die Hand nehmen (Sie dürfen auch gerne noch einmal zurückblättern), bringen Sie nun zusätzlich Ihren Mund ins Spiel.

Kitzeln Sie sein Vorhautbändchen

Am besten anwendbar im erigierten Zustand, Gleitcreme ist ein Muss

Beginnen Sie das Zusammenspiel von Mund und Hand, indem Sie zunächst den Penisschaft umfassen. Benutzen Sie reichlich Gleitcreme, legen Sie beide Hände um seinen Luststab und machen Sie pumpende Bewegungen. Derweil widmet sich Ihr Mund der Feinarbeit und leckt an seinem Vorhautbändchen am vorderen Ende des Penis. Streichen Sie mit der Zunge auf diesem winzigen, erogenen Punkt hin und her; variieren Sie dann das Zungenspiel und lecken Sie ihn mit der Zungenunterseite, die eine sehr viel seidigere Struktur hat. Im virtuosen Zusammenspiel mit Ihren Händen wird das ein wahres Feuerwerk der Lust entfachen!

Die Trommelhaut

Am besten anwendbar im erigierten Zustand, mit oder ohne Gleitcreme

Erinnern Sie sich an die »(Saft-)Presse« in Kapitel 6 (siehe Seite 123)? Verfahren Sie genauso: Halten Sie das untere Ende des Schafts mit einer Hand und ziehen Sie nach unten. Das zieht die Haut am Peniskopf straff, legt jede Menge Nervenenden frei und macht ihn umso empfindsamer. Lecken oder saugen Sie am Peniskopf, und seine Rakete wird heiß laufen und abgehen vor Lust.

Geschüttelt, nicht gerührt

Anwendbar im erigierten oder schlaffen Zustand, mit oder ohne Gleitcreme

Strecken Sie die Zunge raus. Machen Sie die Zunge so flach es geht, und bewegen Sie sie nicht. Auch den Kopf halten Sie möglichst still. Nun halten Sie den Penis am Schaftende fest und schütteln ihn hin und her, sodass der Peniskopf gegen Ihre leckende Zunge klatscht. Diese Technik ist eine Mischung aus »Schütteln, Rasseln, Drehen« und »Schlag auf Schlag!« aus Kapitel 6 (siehe Seite 122). Sie vereint wildes Schütteln mit zarten Zungenschlägen und treibt ihn zum Wahnsinn!

Ooooh! wie Orgasmus

Am besten anwendbar im erigierten Zustand, mit Gleitcreme

Formen Sie mit den Fingern ein O, um das Sie dann die Lippen legen. Setzen Sie diese Finger-Lippen-Kombi nun auf seinen Penis und fahren Sie damit auf und ab. Diese klassische Bewegung verschafft ihm das trügerische Gefühl, sein Penis befände sich vollständig in Ihrem Mund, während es in Wahrheit Ihre Hände sind, die fast die ganze Arbeit alleine leisten. Sind sie gut eingecremt, hat er erst recht das Gefühl, Hände und Mund seien miteinander verschmolzen.

Der Scharfmacher

Am besten anwendbar im erigierten Zustand, mit oder ohne Gleitcreme

Umkreisen Sie mit der Zunge den hochsensiblen Peniskopf und verwöhnen Sie ihn gleichzeitig mit ein bisschen Penis-Shiatsu (siehe Seite 120). Dazu legen Sie, wie Sie vielleicht noch wissen, Daumen und Mittelfinger ringförmig um das untere Ende des Schafts. Verengen Sie diesen Ring, indem Sie etwa eine Sekunde lang leicht drücken, dann lockern Sie den Griff wieder. Dann schieben Sie den »Ring« etwa anderthalb Zentimeter nach oben und drücken erneut. So verfahren Sie, bis Sie oben an der Eichel angekommen sind. Im Unterschied zum üblichen Reiben stimuliert diese Bewegung das tiefere Gewebe und kurbelt die Durchblutung an. Und das führt zu einer stärkeren Erektion, was leckende Zungenspiele am Peniskopf umso erregender macht.

Feuer machen!

Am besten anwendbar im erigierten Zustand, Gleitcreme ist ein Muss

Diese Technik stimuliert seinen Penis von allen vier Seiten – von oben, unten, links und rechts, was ihn völlig umhauen wird. Nehmen Sie den Kopf des Penis in den Mund und fahren Sie dabei auf und ab, während Sie seinen Schaft zwischen beide Hände nehmen. Allerdings umfassen Sie den Penis nicht, sondern legen die Hände nur flach an. Nun stellen Sie sich vor, wie man mit einem Stock Feuer macht, und rollen den Penis zwischen beiden Händen hin und her. Hände und Mund bewegen sich dabei im Gleichtakt (während er garantiert aus dem Takt kommt).

Der Penis-Flüsterer
Am besten anwendbar im erigierten Zustand, mit oder ohne Gleitcreme

Nachdem Sie nun einige Kompositionen ausprobiert haben, ist das Repertoire noch lange nicht erschöpft. Wie wäre es damit? Packen Sie den Penis fest an der Wurzel und halten Sie ihn still. Dann spitzen Sie die Lippen und blasen sanft auf den Kopf des Penis. Das bringt Feuchtigkeit zum Verdunsten und jagt ihm einen wohlig kühlen Schauer durch die Glieder – eine wohltuende Erfrischung in der geilen Hitze.

Der Kolibri
Anwendbar im erigierten oder schlaffen Zustand, mit oder ohne Gleitcreme

Diese Technik kombiniert die Übung »Bringen Sie ihn in Schwingung« aus Kapitel 6 (siehe Seite 140) mit einer Mundbewegung, die nicht zuletzt auch ihn zum Singen bringen wird! Legen Sie eine Faust in die Gegend zwischen Hoden und Anus und führen Sie eine leicht schwingende Bewegung aus. Das stimuliert den Damm sowie die darunterliegende Prostatadrüse. Nehmen Sie gleichzeitig seinen Penis in den Mund und beginnen Sie, zart zu summen oder zu singen (wie ein Kolibri) – oder auch zu stöhnen. Durch die Schwingung der Stimmbänder wird Ihr Mund zu einem natürlichen Vibrator. Im Zusammenspiel mit dem kraftvollen Vibrato am Damm werden all seine erotischen Saiten (s)tö(h)nen vor Lust und Gier.

Der Sackpacker

Am besten anwendbar im erigierten Zustand, mit oder ohne Gleitcreme

Formen Sie mit Daumen und Zeigefinger einen Ring um den Hodenboden. Ziehen Sie die Hoden dann ein Stück vom Körper weg, sodass die Haut gestrafft ist. Das legt viele Nervenenden frei und erhöht das Reizempfinden. Beginnen Sie nun, seine Juwelen zu lecken – er wird es genießen!

Kurz davor!

Am besten anwendbar im erigierten Zustand, mit oder ohne Gleitcreme

Ähnlich wie beim »Sackpacker« umfassen Sie zunächst auch hier den Hodensack und ziehen ihn leicht vom Körper weg. Diesmal aber verfolgen Sie einen anderen Zweck: den Samenerguss hinauszuzögern. Normalerweise richten sich die beiden Spermienlager ein wenig auf, kurz bevor er kommt. Indem Sie leicht nach unten ziehen, verhindern Sie das. Nehmen Sie den Penis in den Mund und warten Sie ab, wie lange Sie ihn in diesem prickelnden Schwebezustand halten können – je länger, desto besser.

Der Herr der Ringe

Am besten anwendbar im erigierten Zustand, mit oder ohne Gleitcreme

Diese Bewegung ist eine Kombination aus »Sackpacker« und »Trommelhaut« (siehe Seite 219). Formen Sie mit einer Hand einen Ring um den Penisansatz und ziehen Sie ihn langsam nach unten; mit der anderen Hand formen Sie einen Ring um den Hodenboden und ziehen das Ganze ebenfalls leicht vom Körper weg. Die Haut ist nun an beiden Enden des Penis straff gespannt und damit äußerst reizempfindlich – bestens geeignet, um an seinem Luststab auf- und abzuzüngeln.

Prostata-Massage – die dritte

Am besten anwendbar im erigierten Zustand, mit oder ohne Gleitcreme

Diese Technik kombiniert Oralsex mit ein bisschen Analsex. Von daher empfiehlt es sich, zuvor Kapitel 9 zu lesen. Führen Sie langsam einen Finger in den Anus ein und verfahren Sie wie unter »Prostatamassage – die erste« beschrieben (siehe Seite 206). Etwa sieben Zentimeter tief im

Rektum, an der vorderen Wand, wo die Prostatadrüse liegt, machen Sie mit dem Finger eine »Komm-her«-Bewegung. Zusätzlich stimulieren Sie die Prostata auch von außen, indem Sie auf den Damm drücken, den Bereich zwischen Hoden und Anus. Inzwischen vollbringt Ihr Mund am vorderen Ende wahre Wunderwerke, indem er den Penis »nimmt«.

Oralsex – So verwöhnen Sie sie mit Hand und Mund

Einer Frau ein absolut geiles Oralsexerlebnis zu verschaffen ist mit dem richtigen Einsatz der Hände ein Kinderspiel. In Kapitel 8 haben wir Ihnen bereits einige Hand- und Fingertechniken für *ihre* intimsten Stellen gezeigt (lesen Sie ruhig noch einmal nach!). Im Folgenden zeigen wir Ihnen, wie Sie zusätzlich den Mund zum Einsatz bringen, um ihr jede Menge Orgasmen zu bescheren.

Unter der Kapuze
Mit oder ohne Gleitcreme
Umspielt Mann mit dem Mund ihre Klitoris, um sie in lustvolle Höhen zu treiben, entgeht ihm meist die heißeste Stelle überhaupt – der Kitzler. Er versteckt sich unter der

Klitorisvorhaut, der kleinen, fleischigen Kapuze an der Spitze der Vagina. Die Lösung: Mit einer oder beiden Händen den Venushügel etwas hochschieben, wodurch sich automatisch auch die Klitorisvorhaut hebt und die kleine, rosa Lustknospe darunter zum Vorschein kommt, die sich nur allzu gerne vom Mund verwöhnen lässt. Lecken Sie zärtlich daran, halten Sie kurz inne und reiben Sie mit den Händen, um sie dann erneut mit der flachen Zunge zu umspielen und über die Klitorisspitze zu streicheln. Aber denken Sie daran: Sobald der Kitzler derart frei liegt, ist er *extrem* sensibel. Gehen Sie also äußerst behutsam vor und achten Sie stets auf die Reaktionen Ihrer Partnerin.

Das kleine Erdbeben Nr. 1
Mit oder ohne Gleitcreme
Legen Sie den Handballen auf ihren Unterbauch. Die Finger liegen dabei auf dem Venushügel und beginnen ein leichtes Trommelspiel. Zur gleichen Zeit beginnen Sie, die Klitoris zu lecken, und lassen Ihre Zunge leicht und schnell über ihre Liebesknospe flattern – sie wird beben vor Erregung.

Das kleine Erdbeben Nr. 2
Mit oder ohne Gleitcreme
Ähnlich wie eben trommeln und lecken Sie, nur lecken Sie diesmal nicht die Klitoris, sondern legen die Lippen direkt an die kleine Liebesknospe. Dann beginnen Sie zu summen

oder zu stöhnen. Die Vibration Ihrer Stimmbänder erzeugt ein heißes Prickeln (ähnlich wie ein batteriebetriebenes Sexspielzeug), bei dem das gleichzeitige Trommelspiel der Finger wie ein Verstärker wirkt.

Das große Erdbeben
Mit oder ohne Gleitcreme
Legen Sie die Zungenspitze auf die Klitoris und halten Sie still. Dann umfassen Sie mit einer Hand den Venushügel, drücken leicht nach unten und rütteln hin und her. Halten Sie die Hände so locker und entspannt wie möglich, denn das sorgt für stärkere Vibrationen. Da Vulva und Klitoris nun fester gegen Ihre Zunge reiben, lecken Sie praktisch an der Lustknospe, ohne die Zunge auch nur das kleinste Stück bewegen zu müssen.

G-Punkt/C-Punkt-Kombi
Am besten mit Gleitcreme
Da in den bislang vorgestellten Techniken nur eine Hand zum Einsatz kommt, ist die andere noch frei. Wohin damit? Oh, da fällt uns allerhand ein. Forschen Sie nach ihrem G-Punkt, jener erogenen Zone an der vorderen Vaginalwand. Führen Sie dazu einen Finger in ihre Vagina ein und tasten Sie in etwa fünf bis sechs Zentimeter Tiefe nach einer rauen, münzgroßen Stelle. Haben Sie sie? Dann machen Sie mit dem Finger eine »Komm-her«-Bewegung

(mehr dazu siehe Kapitel 8 unter »G wie Geil«, Seite 182). Derweil stimulieren Sie mit der anderen Hand und dem Mund ihre Klitoris. (Wie? Blättern Sie in diesem Buch. Sie haben die freie Auswahl!)

Vulva-Yoga Nr. 2
Am besten ohne Gleitcreme
Erinnern wir uns noch einmal an das in Kapitel 8 beschriebene Vulva-Yoga (siehe Seite 168), wo Sie die äußeren Schamlippen jeweils sacht zwischen Daumen und Zeigefinger nehmen und sie dann sanft nach unten ziehen – eine Methode, die beim Oralsex wahre Wunder wirkt. Sie dehnt und stimuliert nicht nur die äußeren erogenen Bereiche; sie verschafft Ihrer Zunge auch ungehinderten Zugang zu den empfindsameren inneren Gefilden, sprich zu den inneren Schamlippen und der Klitoris. Probieren Sie es aus: Ziehen Sie die äußeren Schamlippen sacht und langsam nach unten und umzüngeln Sie die Lustmuschel im Innern.

Auf den Busch geklopft! – zum zweiten
Am besten ohne Gleitcreme
Diese Technik ähnelt dem Vulva-Yoga Nr. 2. Nur sind diesmal nicht die äußeren Schamlippen das Ziel, sondern das Schamhaar. Greifen Sie zwei gute Büschel davon (je dicker, desto besser) und ziehen Sie beide Büschel dann langsam,

und zwar wirklich langsam, nach unten in Richtung ihrer Füße. Genau wie eben tut sich auch hier die Lustmuschel auf und lässt Ihrer Zunge freies Spiel – und das ziehende Gefühl an den Schamhaaren sorgt für einen Extrakick.

Angemacht!
Am besten mit oder ohne Gleitcreme
Der U-Punkt, jene erogene Zone oberhalb und/oder seitlich der Harnröhrenöffnung, ist einem kleinen Zungenspiel nicht abgeneigt. Spreizen Sie dafür die inneren Schamlippen mit den Fingern auseinander und halten Sie Ausschau nach einer winzigen Öffnung, der Harnröhrenöffnung. Haben Sie sie? Dann haben Sie auch den U-Punkt. Halten Sie die inneren Schamlippen geöffnet und umspielen Sie diese erogene Zone mit der Zunge. Variieren Sie, indem Sie auch die Unterseite Ihrer Zunge benutzen, die sehr viel seidiger ist als die eher raue Zungenoberfläche. Ein unglaubliches Gefühl!

Der Vagina-Flüsterer
Am besten mit oder ohne Gleitcreme
Haben Sie sie mit einer der bislang beschriebenen Bewegungen verwöhnt und sie fast wahnsinnig geleckt, dann wird sie jetzt erst recht abheben, wenn Sie sich ein wenig zurückziehen und sie wie beiläufig stimulieren. Schalten Sie einen Gang herunter und streicheln Sie mit beiden

Daumen sanft die äußeren Schamlippen auf und ab – wie ein Scheibenwischer. Gleichzeitig hauchen Sie mit Ihrem Mund zarte Atemstöße auf die Stellen, die Sie zuvor geleckt haben. Der sanfte Luftstoß lässt ihre Feuchte leicht verdunsten, und sie spürt ein einzigartiges Prickeln!

Spaß im Doppelpack!
Am besten mit Gleitcreme

Legen Sie einen Fingerballen *auf*, aber nicht *in* ihre Scheidenöffnung. Bitten Sie sie nun, den Finger in sich hineinzuziehen. Wie? Indem sie ihren PC-Muskel zusammenzieht (den Muskel, der den Urinstrahl unterbrechen kann; siehe unter »Nur auf Einladung«, Kapitel 8, Seite 179). Gleichzeitig nehmen Sie ihre Klitoris in den Mund und beginnen, sanft daran zu saugen. Das bedeutet: Sie saugen an ihr, während sie an Ihnen saugt – ein äußerst intensives, erotisches Wechselspiel!

Klitoris-Sandwich de Luxe
Viel Gleitcreme – ein Muss

Ähnlich wie beim Klitoris-Sandwich (Kapitel 8, Seite 186) stimuliert diese Technik die Wurzel der Klitoris, die sich, wie wir gelernt habe, fünf bis sieben Zentimeter tief in die Beckenregion erstrecken kann. Und wie Sie sich vielleicht auch noch erinnern, lässt sich dieses unsichtbare, erotische Minenfeld an Nervenenden von innerhalb wie von außerhalb der Vagina erreichen. Wie Sie diese Minen mit einer Mund-Hand-Kombi lostreten, verraten wir Ihnen jetzt:

Umschließen Sie die Klitoris mit den Lippen und saugen Sie leicht daran, sodass Sie sie gut im Griff haben. Führen Sie unterdessen einen oder auch zwei Finger in die Vagina ein und drücken Sie sacht gegen die vordere Vaginalwand. Dann beginnen Sie, Ihren Kopf *und* Ihre Finger leicht hin und her zu bewegen. Versuchen Sie dabei, Kopf und Hände näher zusammenzubringen. Klappt es, halten Sie die Klitoriswurzel wie in einem Sandwich fest dazwischen – mmmh, ein gar köstlicher Genuss!

Oralsex-Akrobatik

Am besten mit oder ohne Gleitcreme

Hände sind nicht nur hervorragend geeignet, um *sie* zu streicheln, zu kitzeln und zu erregen. Hände sind auch zum Heben des Körpers da, was den Oralsex zu einem geradezu berauschenden Erlebnis macht. Typisches Beispiel: Versuchen Sie, ihren Po anzuheben und ihre Beine auf Ihre Schultern zu legen, sodass sie praktisch im rechten Winkel vor Ihnen liegt, der Kopf tiefer als die Füße. Dann vollführen Sie mit Ihrer Zunge eine Art Oral-Akrobatik (umkreisen Sie die Klitoris oder lecken Sie ihre Lustknospe). Eine Wucht!

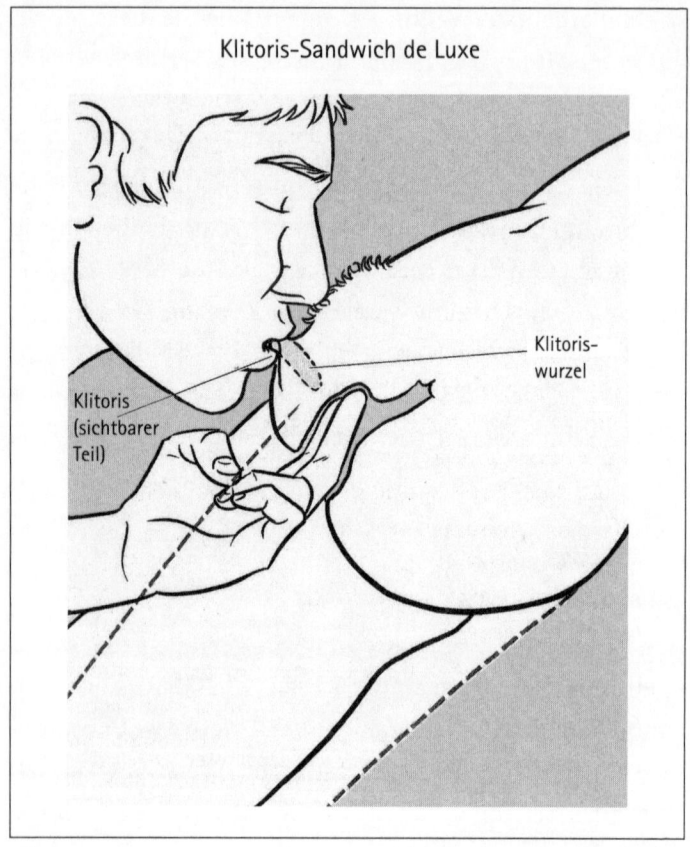

Klitoris-Sandwich de Luxe

Klitoris-
wurzel

Klitoris
(sichtbarer
Teil)

Popo-Play

Viel Gleitcreme – ein Muss bei analer Penetration

Steht Ihre Freundin auf Po-Spielereien, dann wird sie damit bestimmt besonders scharf: Machen Sie Ihre Zunge so
flach wie möglich und (sch)lecken Sie langsam und genüss-

Oralsex-Akrobatik

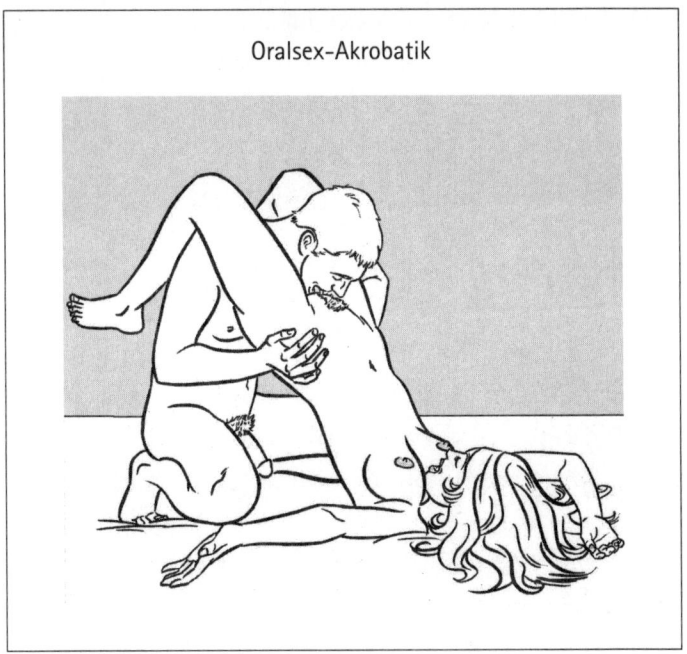

lich – wie an einem Eis, und zwar vom Damm bis zur Klitoris. Gleichzeitig nehmen Sie ihre Pobacken fest in jeweils eine Hand und spreizen sie auseinander, dann wieder zusammen, eine nach oben, eine nach unten, immer schön abwechselnd. Springt sie darauf an, erhöhen Sie das Lustgefühl, indem Sie die Zunge spitzen, sie in die Vagina schieben und an den inneren Schamlippen vorbei bis zur Klitoris lecken, während von hinten beide Mittelfinger ganz langsam in Richtung Anus wandern, ihn auseinanderziehen, erst nach der Seite, dann nach oben und unten. Ist sie entspannt und der After öffnet sich, bereit für die Penetration, dann tauchen Sie ein in diese Tiefen und kitzeln mit einem Finger die vordere Wand der Analhöhle, um von dort aus ihren G-Punkt zu stimulieren (siehe auch Kapitel 9).

Fünffach schön
Am besten mit Gleitcreme
Betrachten Sie diese Bewegung als eine echte manuelle Herausforderung, da sie gleich *fünf* (jawohl, fünf!) äußerst empfindsame Regionen auf einmal stimuliert. Führen Sie einen Finger in den Anus ein (vorher gut eincremen!). Den Mittel- und Zeigefinger der anderen Hand schieben Sie in die Vagina, sodass sie auf den G-Punkt und den A-Punkt treffen. Den Daumen der gleichen Hand legen Sie an ihren U-Punkt. Schließlich legen Sie die Zunge noch an die Klitoris und beginnen das gleichzeitige Liebesspiel an allen fünf Stellen. Was dann passiert, übersteigt alles!

Geschlechtsakt explosiv und handgemacht!

Klar, mit jemandem intim zu werden, den man liebt und mag, ist an sich eine wunderschöne Sache. Aber geben Sie sich buchstäblich das Ticket zum Orgasmus in die Hand und katapultieren Sie sich auf neue, unbekannte Planeten der Lust. Anfängern sei gesagt, dass zwei Drittel aller Frauen nicht regelmäßig allein durch den Geschlechtsakt zum Orgasmus gelangen. Das liegt daran, dass die Klitoris (und auch der G-Punkt) keine ausreichende Stimulation erfährt. Das lässt sich leicht ändern, wenn Sie vom ersten Moment an die Hände an die richtigen Stellen bringen, dorthin, wo sie es am liebsten hat. Und während es für Mann meist nichts Schöneres gibt als den Akt an sich, schadet es nicht, hin und wieder manuell nachzulegen, um die Lust weiter anzuheizen.

Bevor wir nun vom Allgemeinen zum Besonderen kommen, wollen wir Ihnen noch ein paar Dinge zu bedenken geben, egal wer gerade unten, oben oder irgendwie dazwischen liegt:

(K)ein ewiges Raus und Rein!

Rein, raus, rein, raus, und immer schön stoßen, so denken viele, wenn es um den Geschlechtsakt geht. Weit gefehlt. Zum einen kann das sehr ermüdend sein. Zum anderen kann und sollte man die Liebesvereinigung genießen. Und nicht zuletzt sind bestimmte Handbewegungen ohne das ständige Rein und Raus mit wippenden Körpern wesentlich leichter ausführbar. Klingt öde und langweilig? Keineswegs, wenn man bedenkt, dass Hände zutiefst bewegende Stimulationswerkzeuge sind.

Selbst Hand anlegen – jawohl!

Den Partner mit der Hand zu verwöhnen ist eine Sache, eine oft viel schwierigere aber scheint es zu sein, sich selbst mit der eigenen Hand zu stimulieren. Man will nicht egoistisch erscheinen oder hat vielleicht Hemmungen. Aber seien Sie versichert – Ihr Partner wird es alles andere als komisch oder egoistisch finden. Im Gegenteil: Er wird sich weiden und erregen an Ihrem Anblick. Trauen Sie sich und bieten Sie ihm/ihr eine verführerische Show!

Viele haben auch Sorge, der Partner könnte denken, er wäre nicht gut genug und könne es nicht recht machen. Dabei gibt es sooo viele Gründe, mit sich selbst zu spielen: Vielleicht ist es schlicht handlicher für Sie, an die eine oder andere heiße Stelle heranzukommen; oder vielleicht wollen Sie, dass Ihr Partner den aufreizenden Augenschmaus einfach nur entspannt genießt. Sprechen Sie miteinander, dann kennt der andere Ihr Motiv, wird sich nicht übergangen fühlen und es reizvoll finden, Sie derart erregt zu sehen.

Gleitcreme verwenden!

Es kommt vor, dass die natürliche Feuchte der Vagina nicht ausreicht bis zum großen Finale. Halten Sie also immer eine Tube Gleitcreme parat, denn nichts schmerzt so sehr wie zu wenig Schmiere und zu viel Reibung! (Siehe dazu Kapitel 2.)

Verborgene Quellen

Genitalien, Brüste, Po – alles Stellen in perfekter Reichweite, aber bei Weitem nicht die einzigen, die sich gerne mit der Hand verwöhnen lassen. Erogene Zonen gibt es überall, und in Kapitel 4 haben wir mehr als 50 Techniken vorgestellt, sie anzuzapfen. Schöpfen Sie also aus dem Vollen! Was Sie alles mit Ihren Händen während des eigentlichen Akts anstellen können (und wo), verraten wir Ihnen mit einer kleinen Auswahl an Ideen, von denen es reichlich gibt. Tun Sie sich keinen Zwang an und zögern Sie nicht, selbst auf Entdeckungsreise zu gehen und Ihren Händen freien Lauf zu lassen!

In Position gebracht! Handspiel von oben, unten und dazwischen

In Anbetracht der Fülle von Möglichkeit haben wir unsere lustbringenden Tipps nach den vier häufigsten Stellungen geordnet: Missionarsstellung, Reiterstellung, Hündchenstellung, seitliche Stellungen. Wer es etwas verwegener mag, für den haben wir eine fünfte (Misch-)Kategorie gebastelt, die Ihnen die Schamesröte ins Gesicht treiben wird. Lassen Sie sich überraschen! Zunächst aber zum Klassiker schlechthin…

Die Missionarsstellung: Wenn der Mann »oben« ist

In der Missionarsstellung fühlt sich Mann wie der König. Für die Hände aber ist diese Position eine ganz schöne Herausforderung. Da er sich üblicherweise mit den Armen abstützen muss, damit er nicht die Liebste unter ihm zerdrückt, ist er in der Bewegungsfreiheit seiner Hände etwas eingeschränkt. Dem kann Abhilfe geschaffen werden: Versuchen Sie eine Variante der Missionarsstellung, bei der der Mann steht oder kniet und den Oberkörper aufrecht halten kann. Damit hat er die Arme etwas freier. Oder überlassen Sie die Handarbeit dem Partner unter Ihnen, der von dort aus unglaublich viel handlichen Freiraum hat. Probieren Sie folgende Techniken:

Ran an den Mann

Am besten von unten

Diese Technik können beide Partner ausführen, wobei es der unten liegende leichter hat. Formen Sie mit Daumen und Zeigefinger einen Ring und legen Sie ihn um das untere Ende des Penisschafts. Dann ziehen Sie leicht, sodass die Haut am Schaft straff gespannt ist. Damit liegen mehr Nervenenden frei, was die Empfindsamkeit des Penis steigert (und helfen kann, die Erektion zu halten). Lassen Sie die Hand auch während des Akts dort, was sich für ihn besonders gut und luststeigernd zu Beginn anfühlt, wenn er mit langsamen Stößen eindringt.

Kitzeln Sie die Klitoris wach

Am besten von unten

Da der Kitzler unter einer kleinen, fleischigen Kapuze versteckt und vom Venushügel umgeben ist, wird er während des Geschlechtsakts kaum genügend stimuliert, um Frau zum Orgasmus zu bringen. Mit den Händen kann Mann/Frau das leicht ändern. Formen Sie mit Zeige- und Mittelfinger ein V und drücken Sie dieses auf den Venushügel, wobei jeweils ein Finger um die Klitoris liegt. Dann ziehen Sie die Haut leicht nach oben zum Bauch hin. Damit liegt der Kitzler frei, und Sie können ihn nun gebührend verwöhnen. Die Hand kann dort während des gesamten Akts bleiben. Werden die Stöße des Mannes heftiger, weil er sich dem Orgasmus nähert, kann Frau die Hand am Kitzler hin und her bewegen, um sich ebenfalls stärker zu stimulieren. Gut möglich, dass Sie jetzt gleichzeitig kommen!

Schließen Sie die Himmelstür!

Am besten von unten

Schieben Sie beide Arme zwischen Ihren Körpern nach unten und drücken Sie mit den Fingerspitzen die äußeren Schamlippen an den Penis. So reiben Sie hauteng aneinander, was die Lust noch mehr steigert, vor allem, wenn die unten liegende Frau ihn zusätzlich mit den Beinen eng umschlingt. Aber denken Sie daran: Je enger die

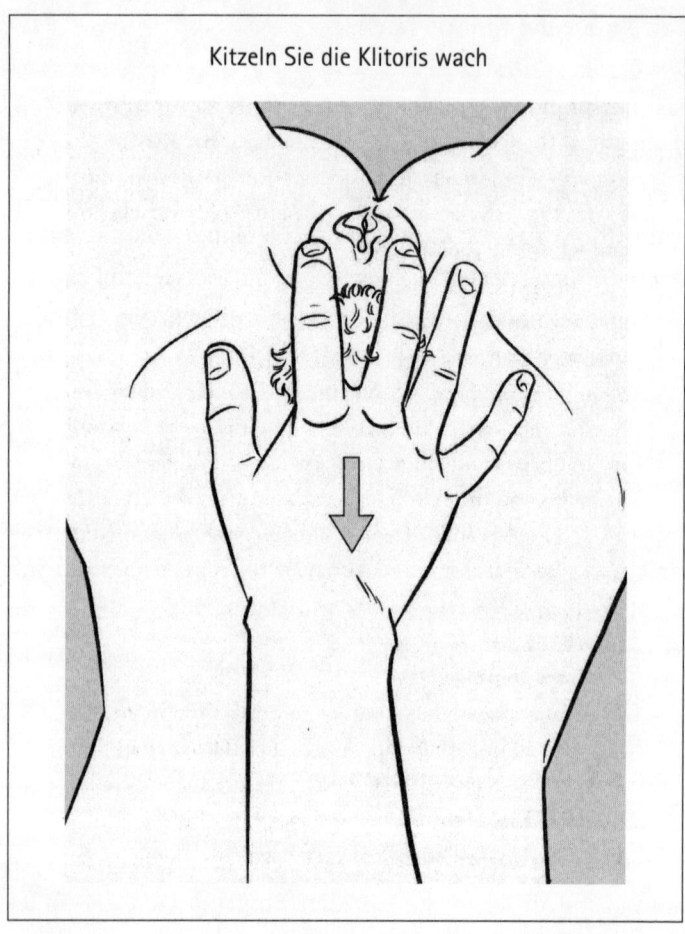

Kitzeln Sie die Klitoris wach

Öffnung, desto langsamer sollten die Stöße sein, um eine Überreizung der Nerven im Genitalbereich zu vermeiden.

Massieren Sie die Himmelstür

Am besten von unten

Ähnlich wie in der Technik zuvor drücken Sie auch hier die äußeren Schamlippen eng an den Penis, allerdings mit einer kleinen, aber feinen Abwandlung: Machen Sie kreisende Bewegungen mit den Schamlippen. Diese sanft knetende Massage stimuliert seinen Penis. Drosseln Sie das Tempo des Liebesakts ein wenig und schwelgen Sie in diesem Gefühl!

Auszeit

Am besten von unten

Wollen Sie eine kurze, aber trotzdem erotische Pause vom Akt? Dann ist diese Technik perfekt: Der Mann zieht seinen Penis aus der Scheide und legt die Penisspitze an die Klitoris. Derweil schieben Sie Ihre Hand zwischen sich und ihn, halten den Penisschaft am unteren Ende fest und wackeln daran, sodass die Spitze des Penis an die Spitze der Klitoris schlägt – das fühlt sich für beide *spitze* an!

Kreuzbein-Stimulation (an ihm)

Unbedingt von unten

Schlingen Sie die Arme um ihn und legen Sie die Hände auf sein Kreuzbein, jenen keilförmigen Knochen, auf dem die Wirbelsäule steht und über die Sakralnerven direkt mit den Genitalien verbunden ist. Um diese heiße Verbindung anzuheizen, trommeln Sie mit den Fingerspitzen darauf oder drücken Sie mit der flachen Hand leicht nach unten. Dabei werden auch seine Stöße tiefer werden. Sie können das Kreuzbein auch auf diese Weise stimulieren, während Sie Ihren PC-Muskel zusammenziehen. Sie werden staunen, wie sehr ihn das erregt!

Hintern bewegen! (männliche Variante)
Unbedingt von unten
Gefällt es ihm, wenn Sie seine hinteren Gefilde erkunden, dann greifen Sie mit beiden Händen nach hinten und packen Sie seine Pobacken. Spreizen Sie die Pobacken auseinander, drücken Sie sie wieder zusammen, schieben Sie eine Pobacke nach oben, die andere nach unten; oder legen Sie einen Mittelfinger jeweils seitlich an den Anus und ziehen Sie ihn sacht auseinander, dann diagonal zur Seite, dann nach oben und nach unten. Gefällt ihm dieses Spiel, dringen Sie tiefer ein. (Lesen Sie hierzu unbedingt die Anweisungen in Kapitel 9). Falls Sie mit dem Finger in seinen After eindringen, sollte er möglichst still halten, damit alles reibungslos vonstatten geht.

Hintern bewegen! (weibliche Variante)
Unbedingt von oben
Die Frau hebt die Beine so, dass der Mann, der dazwischen kniet, seinen Oberkörper gegen ihre Fußsohlen stützen

kann. So gestützt hat er die Hände frei, um auf Wanderschaft zu gehen, zumal er den ganzen Spielplatz vor sich hat: Da ihr Po in dieser Stellung automatisch ein wenig angehoben ist, kommt er auch bequem an die hintersten Stellen, wenn er seine Arme unter ihren Beinen hindurchstreckt. Verfahren Sie so wie zuvor: Spreizen Sie die Pobacken auseinander, drücken Sie sie wieder zusammen, schieben Sie eine Pobacke nach oben, die andere nach unten; oder legen Sie einen Mittelfinger jeweils seitlich an den Anus und ziehen Sie ihn sacht auseinander, dann diagonal zur Seite, dann nach oben und nach unten. Gefällt ihr dieses Spiel, dringen Sie tiefer ein. Und auch hier gilt: Falls Sie mit dem Finger in ihren After eindringen, sollte sie möglichst stillhalten, damit alles reibungslos vonstatten geht.

Scharfe Schere!

Unbedingt von oben

Ihre Hände können noch viel mehr, als nur heiße Punkte aufzuheizen. Spielen Sie mit allen Körperteilen. Bitten Sie Ihre Partnerin, die Beine zu heben, und umfassen Sie die Fußgelenke mit jeweils einer Hand. So können Sie *ihre* Beine auseinanderspreizen, sie zusammendrücken, sie in einen 90-Grad-Winkel bringen... oder, oder, oder. Die Möglichkeiten sind endlos und haben gleich mehrere Vorteile: Dadurch, dass Sie sie an ihren Fußgelenken halten, stabilisieren Sie sich und können Ihre Stöße sehr gut führen, schneller und tiefer stoßen als sonst (achten Sie aber darauf, dass Tempo und Druck auch für Ihre Partnerin lustvoll bleiben). Außerdem reichen die Sehnen der Beine bis tief in die Beckenregion hinein, und indem Sie sie bewegen, stimulieren Sie die gesamte Region unterhalb der Gürtellinie – und davon profitieren Sie beide!

Tiefe Augenblicke
Unbedingt von oben

Klar, die Bewegungsfreiheit des Mannes ist in der Missionarsstellung üblicherweise etwas eingeschränkt, da er sich mit den Armen irgendwie abstützen muss. Aber, liebe Männer, es gibt eine kleine Variante mit großer Wirkung: Stützen Sie sich auf die Ellbogen. Damit haben Sie die Vorderarme frei und können das Spiel beginnen. Schauen Sie Ihrer Partnerin tief in die Augen und streicheln Sie zärtlich ihr Gesicht – Wangen, Schläfen, Lippen, was Sie wollen. Das vertieft innige Gefühle, das emotionale Band, nicht nur das körperliche. Zeigen Sie Ihrer Partnerin auch mit den Händen, dass Sie alles an ihr lieben – auch ihr süßes Gesicht.

Die Reiterstellung: Wenn die Frau »oben« ist

Achtung: »Frau im Sattel« kommt leicht zum Orgasmus, wie viele Studien belegen. Kein Wunder. In dieser Stellung kann Frau Bewegung und Winkel des eindringenden Penis so kontrollieren, wie es sie am meisten erregt. Außerdem hat der unten liegende Partner alle Hände frei, um sie zusätzlich zum Höhepunkt zu treiben. Doch auch die Frau hat im Unterschied zum Mann die Hände frei, wenn sie oben ist, und kann ihn mit kleinsten Bewegungen regelrecht zum Wahnsinn reiten. Ideen haben wir genug:

Das Rudern
Unbedingt von unten

Der große Vorteil der Reiterstellung besteht darin, dass die Klitoris der Frau kräftig stimuliert wird. Frau wird noch heißer, wenn der Partner von unten beide Daumen an die hochsensible Knospe legt und zu reiben beziehungsweise zu rudern beginnt, indem er beide Daumen abwechselnd in das zarte Fleisch drückt. Beginnen Sie behutsam und drücken Sie zunächst nur eine Sekunde lang. Merken Sie, dass sie heißer wird, rudern Sie schneller (bis zu fünf Ruderschläge pro Sekunde sind möglich). Dabei ist sie der Kapitän, der den Kurs vorgibt. Sie gibt an, wie schnell und kräftig Sie drücken. Bewegt sie sich langsam, tun Sie es ebenfalls; wird sie schneller, rudern auch die Daumen schneller!

Kreuzbein-Stimulation (an ihr)
Unbedingt von unten

Bewegt sie sich langsam oder gönnt sich eine Atempause, schlingen Sie die Arme um ihre Taille und legen Sie die

Das Rudern

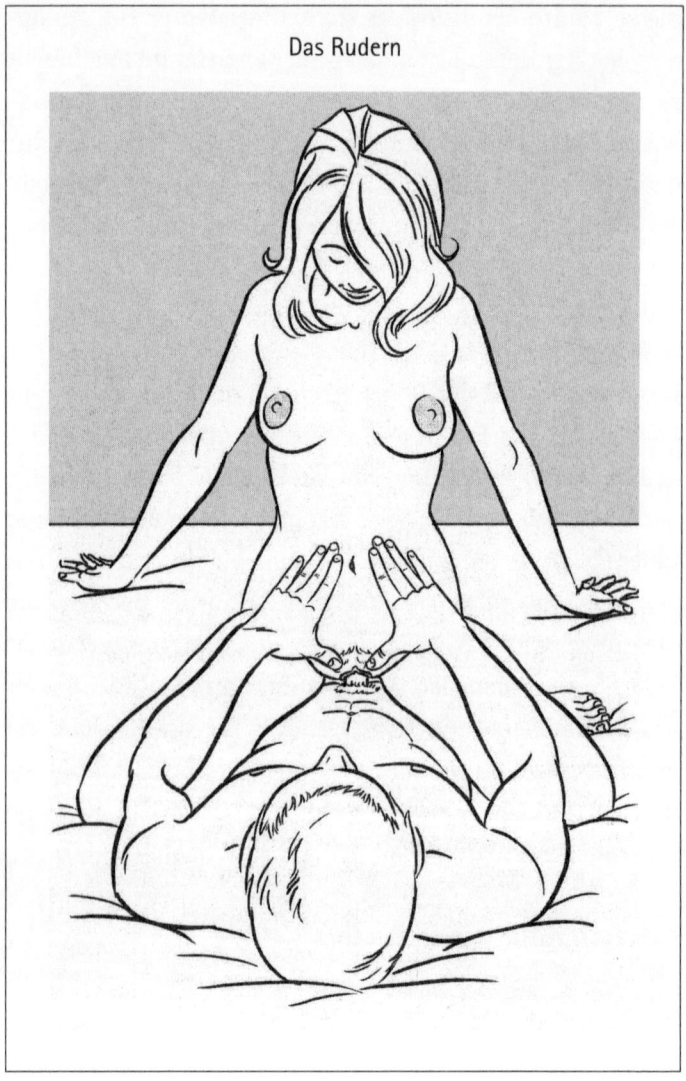

Hände auf ihr Kreuzbein, jenen keilförmiger Knochen, auf dem die Wirbelsäule steht und über die Sakralnerven direkt mit den Genitalien verbunden ist. Um diese heiße Verbindung anzuheizen, trommeln Sie mit den Fingerspitzen darauf oder drücken mit der flachen Hand leicht nach unten. Auf diese Weise reibt ihre Klitoris fester an Ihrem Penis, was für zusätzliche Erregung sorgt.

Busenfreunde
Unbedingt von unten
Ihre Brüste schreien förmlich danach, liebkost zu werden. Lassen Sie Ihre Hände wie eine Feder ganz leicht über diese großartige Hügellandschaft wandern, sodass Sie sie kaum berühren; oder spreizen Sie alle fünf Finger darüber und lassen Sie sie langsam in Richtung Nippel gleiten. Das klappt am besten, wenn Frau sich langsam oder gar nicht bewegt. Wird sie heißer und ihre Bewegungen schneller, reitet sie dem Orgasmus entgegen. Wenn Sie nun fester kneifen oder ziehen, wird sie es kaum mehr aushalten vor Lust!

Die Zügel fest in der Hand
Unbedingt von oben
Meine Damen, jetzt sind Sie an der Reihe. Reiten Sie ihn schwindelig. Lehnen Sie sich etwas zurück (Sie können sich dabei mit einer Hand auf seiner Hüfte abstützen) und greifen Sie hinter sich, um seine Hoden zu streicheln. So-

bald Sie spüren, dass er kurz davor ist zu kommen, ziehen Sie die Hoden für ein paar Sekunden etwas weg vom Körper. Kurz vor dem Samenerguss ziehen sich die Hoden zusammen und richten sich zum Körper hin auf, was Sie durch ein leichtes Ziehen verhindern können. Zünden Sie also an der Zündschnur und heben Sie sich die Explosion für später auf.

Den Bullen zähmen
Unbedingt von oben
Steht Ihnen bei all der Wolllust der Sinn nach etwas mehr Romantik? Dann tröpfeln Sie Ihrem Partner ein wenig Massageöl auf die Brust und massieren Sie in kleinen Kreisen. Das stimuliert seine emotionale Seite (sein Herz), innige Gefühle, die er unterbewusst in Verbindung bringt mit der geilen Massage im unteren Bereich. Psychologisch sehr raffiniert, denn so erfährt er Sex als ein extrem intimes Erlebnis. Für ein noch größeres Feuerwerk bewegen Sie Ihr Becken kreisförmig, anstatt eintönig vor und zurück. Auf diese Weise reiben Ihre Genitalien in allen möglichen Winkeln aneinander – bombastisch!

Reiterstellung rückwärts
Am besten von oben
Die Frau sitzt immer noch »im Sattel«, nur umgedreht, sodass sie mit dem Gesicht zu seinen Füßen hin sieht. Sie

kann aufrecht reiten oder sich zurücklehnen, sodass sie halb auf seiner Brust liegt, bevor sie dann ihr Becken kreisen lässt. Im Unterschied zur klassischen Reiterstellung legt diese Variante die Klitoris frei, die danach lechzt, sich nach allen Regeln der Handkunst verwöhnen zu lassen. Frau kann auch selbst Hand anlegen, während sie ihn reitet, nach unten greifen und ihre Klitoris befingern, mit der Fingerspitze an den Kitzler klopfen oder auf den Venushügel trommeln oder die Vulva umfassen und damit spielen.

Zehen-Stimulation

Unbedingt von oben

Die Frau befindet sich wie eben in der »Reiterstellung rückwärts«, sodass sie seine Füße vor sich hat. Diesmal beugt sie sich nach vorn und greift mit jeweils einer Hand den großen Zeh des Partners, bevor sie dann die Hüften kreisen lässt. Aus Kapitel 4 wissen wir, dass der große Zeh jede Menge Reflexzonenpunkte enthält, die alle mit verschiedenen Körperteilen verbunden sind, auch mit der Hirnanhangdrüse, welche die Hormonproduktion steuert. Bei dieser Technik laufen also nicht nur die großen Zehen heiß! Wenn Sie merken, dass es ihm gefällt, dann unterbrechen Sie den Geschlechtsakt für eine Weile und tauchen ab, um an seinen Zehen zu saugen.

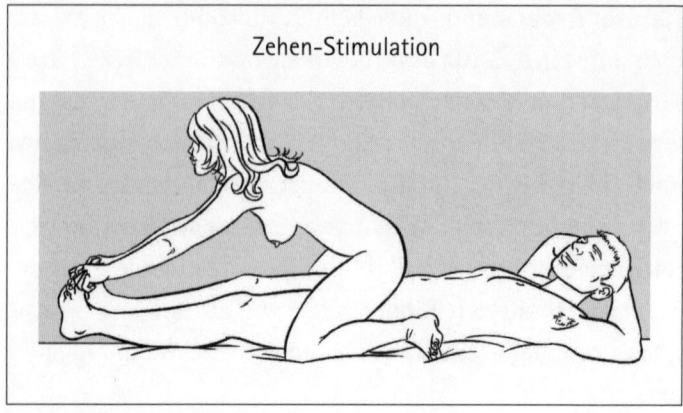

Zehen-Stimulation

Die Großzeh/Anus-Kombi
Nur wenn beide Partner mitspielen

Die »Fuß-Stimulation« eröffnet dem unten liegenden Partner ganz neue Aussichten auf das Hinterteil des Partners. Während sich die Frau oben langsam oder gar nicht bewegt, können Sie von unten ihre Pobacken leicht auseinanderziehen, wieder zusammendrücken, eine Pobacke nach oben, die andere nach unten schieben, immer schön abwechselnd. Oder Sie legen die Daumen jeweils seitlich an den Anus und ziehen ihn sacht erst auseinander, dann diagonal zur Seite und dann nach oben und nach unten. Gefällt ihr dieses Spiel, führen Sie einen Finger ein und massieren kleine Kreise an den seitlichen Wänden des Rektums oder an ihrem G-Punkt.

Die Hündchenstellung:
Handliche Tipps für den Extrakick!

Diese hocherotische, animalische Stellung sorgt für besonders heißen Sex. Ob *er* hinter ihr kniet oder steht, er hat die Hände frei! Und auch wenn der Partner davor sich üblicherweise im Vierfüßlerstand befindet, kann auch er eine Hand entbehren, um nach allerlei heißen Punkten zu tasten. Ideen haben wir dafür jede Menge.

C-Spot-Stimulation
Unbedingt von hinten

Ganz einfach: Der Mann berührt mit den Händen die Klitoris der Frau. Es empfiehlt sich, zunächst sanft am Kitzler zu reiben. Sobald sie heißer und erregter wird, nehmen Sie den Schaft der Klitoris zwischen Daumen und Zeigefinger und streichen auf und ab. Sind Sie beide kurz vor dem Höhepunkt, umfassen Sie die Vulva mit der ganzen Hand und rütteln daran. Diese Dreier-Kombi wirkt unglaublich intensiv und hält bei beiden die Lust am Kochen. Gut möglich, dass Sie beide gleichzeitig kommen!

G-Spot-Stimulation
Unbedingt von hinten

Wenn ausreichend Platz ist, kann Mann während des Geschlechtsakts eine Hand unter seinem Penis platzieren und ihr gleichzeitig einen Finger in die Scheide schieben, um an

G-Punkt-Run

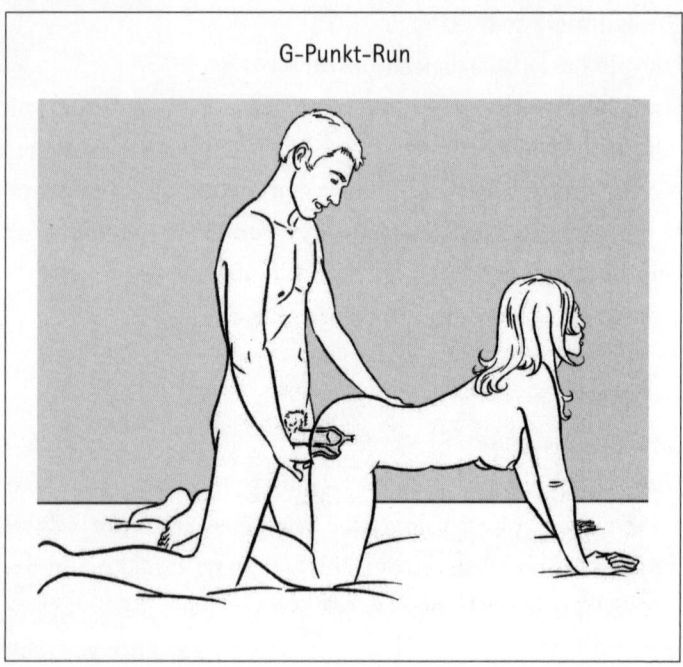

den G-Punkt zu gelangen. Um diese erogene Zone zu stimulieren, machen Sie eine »Komm-her«-Bewegung, wobei der Finger nach unten hin zeigt. Das beeinträchtigt eventuell die Stoßbewegungen ein wenig, sodass Sie das Tempo etwas drosseln müssen. Doch das wundervolle Stöhnen, das Sie ihr mit diesem Griff entlocken, entschädigt für alles. Wenn es nicht gelingt, einen Finger in die Vagina einzuführen, solange der Penis diese Stelle besetzt, unterbrechen Sie den Akt, stimulieren den G-Punkt und tauchen erneut ein!

C-Punkt/G-Punkt-Kombi

Von hinten oder von beiden Partnern ausgeführt

Dafür drosselt Mann die Stoßbewegungen und schreitet mit beiden Händen zur Tat. Oder, wenn Frau einen Arm vom Boden hebt, kann sie sich nach hinten zwischen die Beine greifen und sich selbst den C-Punkt stimulieren. So oder so, ein orgastisches Vergnügen!

Aber hallo!

Unbedingt von hinten

In der Hündchenstellung bietet sie ihm einen aufreizenden Anblick. Probieren Sie Folgendes, liebe Männer: Umspielen Sie mit den Daumen ihre Anusöffnung oder legen Sie die Daumen jeweils seitlich an und ziehen die Öffnung erst sacht auseinander, dann diagonal zur Seite, dann nach oben und nach unten. Gefällt ihr dieses Spiel, führen Sie einen Finger ein und massieren kleine Kreise an den seitlichen Wänden des Rektums oder an ihrem G-Punkt, etwa fünf Zentimeter tief an der vorderen Wand – eine empfindliche Angelegenheit, weshalb Sie möglichst stillhalten sollten. Den eigentlichen Geschlechtsakt können Sie fortsetzen, sobald Ihre Partnerin bereit dafür ist.

Rücken drücken – Bitte mehr!

Unbedingt von hinten

Für einen Extrakick kann Mann der Partnerin eine Rücken- oder Schultermassage geben. Verwenden Sie dazu Massageöl. Drücken Sie die Handballen an der Wirbelsäule entlang, fahren Sie dann mit einer fächernden Bewegung nach außen und in einem kreisförmigen Bogen wieder zurück. Oder formen Sie mit der ganzen Hand ein U, das Sie ebenfalls an der Wirbelsäule entlang nach oben schieben. Sie können auch die Daumen überkreuzen, die übrigen Finger spreizen und dann vom Kreuzbein aus bis ganz nach oben in den Nacken gleiten. Diese Bewegungen können Sie jederzeit sehr gut einsetzen – vom Beginn des Geschlechtsakts an bis zum Ende. Frauen haben eine Schwäche für Männer, denen es beim Sex nicht nur um die Genitalien geht.

Ich Tarzan, du Jane

Unbedingt von hinten

Um ungehemmte, wilde Lust zu erleben, greifen Sie ein Büschel Haare an ihrem Nacken (je größer das Büschel, umso besser) und ziehen es sacht zu sich hin. Das stimuliert nicht nur ihre Schädeldecke, sie wird den Rücken krümmen vor Lust, was Ihnen ermöglicht, noch tiefer in sie zu stoßen. Die wilde Lust, die Sie beide packt, wird gieren nach schnellen, heftigen Stoßbewegungen.

Der Juwelendieb

Unbedingt von vorn

Nicht wenige Männer lieben es, in der Hündchenstellung die Hoden gestreichelt zu bekommen. Als Frau können Sie mit einem Arm nach hinten greifen, zwischen seinen und Ihren Beinen hindurch, um ihm mit den Fingerspitzen oder Fingernägeln die Hoden zu kraulen. Oder ziehen Sie am Saum (die feine Naht zwischen beiden Hoden) und kneifen leicht hinein. Ist er kurz davor zu kommen, halten Sie ihn noch ein bisschen hin. Bitten Sie ihn, seine Stöße kurz zu unterbrechen, und umkreisen Sie mit Daumen und Zeigefinger den unteren Hodensack, den Sie leicht vom Körper wegziehen. Lassen Sie ihn eine Weile zappeln und zähmen Sie das wilde Alpha-Tier im Manne. Zeigen Sie ihm, dass Sie sich nicht in allem willenlos unterordnen.

Damm drücken

Unbedingt von vorne

So wie beim »Juwelendieb« greifen Sie mit einer Hand zwischen Ihren und seinen Beinen hindurch. Nur ist diesmal der Damm das Ziel, die hochsensible Region zwischen Hoden und Anus, unter der die Prostatadrüse liegt. Um diese zu stimulieren, drücken und rütteln Sie leicht mit der Hand. Das wird ihm ein erregtes Stöhnen entlocken, denn diese sinnlichen Schwingungen versetzen seinen ganzen Körper in ein lustvolles Vibrato (siehe dazu »Bringen Sie ihn in Schwingung«, Kapitel 6, Seite 140).

Seitliche Stellungen: Handliche Tipps für den Extrakick

»Von der Seite« ist eine angenehme, sehr genüssliche Variante, was in der Natur der Sache liegt. Zum einen gestaltet sich das übliche Stoßen von der Seite her sehr viel schwieriger, wodurch man automatisch gezwungen ist, langsamer zu machen, und so jede Regung genießen kann. Zum anderen haben Sie alle Hände frei zum Wandern. Wohin die Reise gehen soll? Wir sagen es Ihnen.

Das silberne Löffelchen

Kann von beiden Partnern ausgeführt werden

In der Löffelchenstellung (wo ein Partner den anderen von hinten umschmiegt) liegt die Klitoris der Frau frei und für den hinteren Partner in unmittelbarer Reichweite. Fassen Sie Ihrer Partnerin von vorn zwischen die Beine und reiben Sie die Klitoris mit dem Finger oder klopfen Sie mit der Fingerspitze an den Kitzler. Oder, falls Frau sich in den Schritt greift, um selbst Hand anzulegen, verwöhnen Sie sie derweil anderswo. Streichen Sie beispielsweise ganz zart über ihren Busen oder streicheln Sie abwechselnd mit Händen und Fingernägeln darüber. Da diese Techniken et-

Das silberne Löffelchen

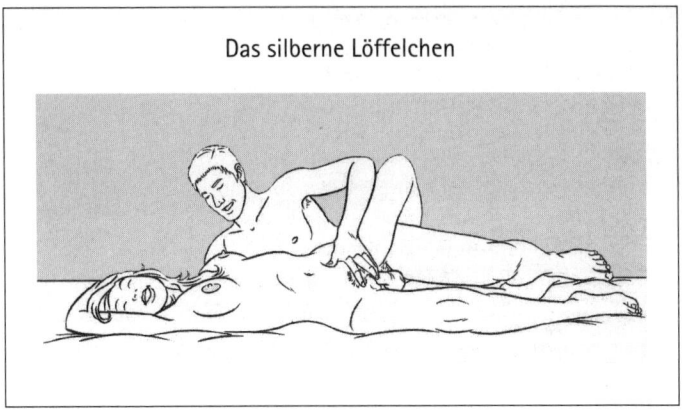

was Feingefühl erfordern, kombinieren Sie sie am besten mit langsamen Stoßbewegungen. Oder Sie verharren still und genießen die Erregtheit Ihrer Partnerin. Sie kann außerdem ihren PC-Muskel anspannen, was zusätzlich lustbringend wirkt.

Feldforschung

Kann von beiden Partnern ausgeführt werden

Die Klitoris ist während der Löffelchenstellung nicht der einzige heiße Punkt, der nach erotischer Aufmerksamkeit lechzt; auch der Venushügel liegt völlig frei und genießt es, wenn Sie die Hand dort wellenförmig hin und her bewegen oder mit den Fingern trommeln. Vielleicht wollen Sie ihn auch rütteln und schütteln, um lustvolle Wallungen zu erzeugen. Zugegeben, Hände und Hüften gleichzeitig zu bewegen erfordert einiges an koordinatorischem Geschick. Aber lassen Sie sich Zeit und wechseln Sie die Bewegungen ab – das Vibrato wird sie zum Singen bringen!

Ins Feld stechen

Kann von beiden Partnern ausgeführt werden

Beim Sex dicht nebeneinanderzuliegen und sich dabei in die Augen zu sehen ist nicht nur etwas für romantische Genießer. Das Eindringen in die Vagina kann sich in dieser Stellung zwar etwas schwierig gestalten, aber wir kennen jede Menge Möglichkeiten, um die erotischen Türen dennoch aufzustoßen. Anstatt den Penis in die Vagina einzuführen, nehmen Sie Ihre Hände und dirigieren ihn damit in die Lustspalte zwischen den inneren Schamlippen. Mit einer schaukelnden Bewegung reibt der Penis nun an den Schamlippen entlang. Das stimuliert nicht nur den äußerst sensiblen Kopf des Penis, sondern reizt auch jede Menge andere heiße Punkte auf diesem äußerst erotischen Streifzug – Klitoris, U-Punkt, Vagina. Der Penis muss also nicht unbedingt in der Scheide stecken, um pure Lust zu erleben. Auch wenn *er* es kaum aushält, in *sie* zu dringen, wird er sich beim nächsten Mal an diesen kleinen Abstecher erinnern und ihn gerne wieder machen!

Die Klapperschlange

Kann von beiden Partnern ausgeführt werden

Diese Stellung ist ideal für die kleine Pause zwischendurch und schließt sich leicht an den eben genannten Abstecher an. Reibt der Penis gegen die Klitoris, schieben Sie eine Hand zwischen beiden Körpern hindurch nach unten, fassen den Penis am unteren Ende und rütteln ihn! Das stimuliert Klitoris wie Penis gleichermaßen – Lust pur für beide!

Und jetzt: Lassen Sie die Puppen tanzen!

Was Sie mit Ihren Händen während des Geschlechtsakts so alles anstellen können, wissen Sie jetzt. Doch wer noch immer nicht genug hat, den nehmen wir nun mit auf eine frivole Entdeckungsreise der besonderen Art. Lieben Sie Sexspielzeuge? Oder Sex an ungewöhnlichen Orten? Fesselspielchen vielleicht? Oder ein bisschen Sadomaso? Was auch immer – Ihre Hände sind auf jeden Fall dabei! Und wenn Sie das nächste Mal die Lust packt, stöbern Sie durch unsere Ideenliste und suchen Sie sich etwas aus, was das geile Feuer aufregender Leidenschaft in Ihnen lodern lässt.

Sex im Stehen

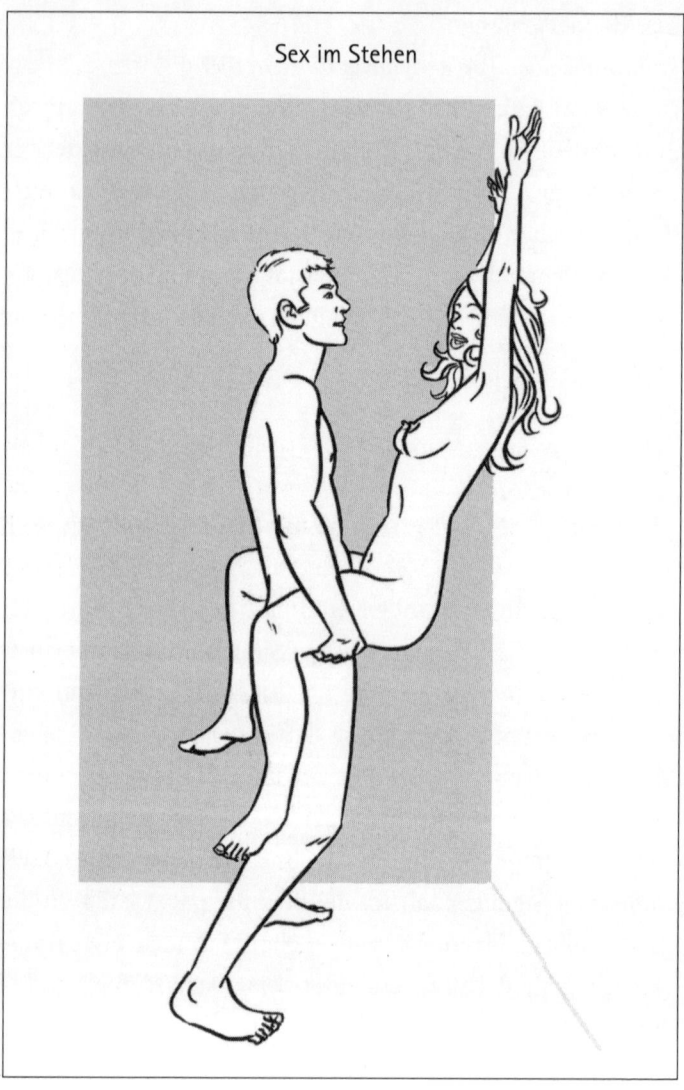

Sex im Stehen

Es kommt vor, dass man derart heiß und geil aufeinander ist, dass man sich gar nicht lange damit aufhalten will, ins Bett zu steigen oder sich sonst irgendwo flach zu legen. Dabei ist Sex im Stehen gar nicht so einfach zu praktizieren, was an den unterschiedlichen Körpergrößen und -gewichten sowie der guten alten Schwerkraft liegt. Doch auch hier gilt: Hände helfen. Wir nehmen einfach mal an, dass Sie es wenigstens noch bis zur nächsten Wand schaffen, an die Sie sich drücken können. Dann kann Mann die Frau am Hintern packen, hochheben und sie mit dem Rücken gegen die Wand drücken, sodass er beim Akt selbst nicht ihr ganzes Gewicht stemmen muss. Frau kann sich zusätzlich etwas leichter machen, wenn sie irgendetwas findet, an dem sie sich festhalten kann. Wer den Film *Die letzte Verführung* kennt, hat ein klares Bild davon vor Augen. Linda Fiorentino und Peter Berg krallen sich im wilden Liebesrausch an einem Zaun fest. Nun haben Sie vielleicht nicht gerade einen Zaun in der Nähe, aber wenn Sie die Augen offen halten, finden Sie bestimmt etwas, das als Haltegriff taugt. Ein stabil und fest stehender Garderobenständer etwa; oder massive Bücherregale, die fest auf dem Boden stehen. Eine andere Variante: Er steht mit dem Rücken vor dem Bett, was ihr ermöglicht, sich mit den Füßen auf der Matratze und den Armen auf seiner Schulter abzustützen. (Achtung: An einem Duschvorhang oder Kron-

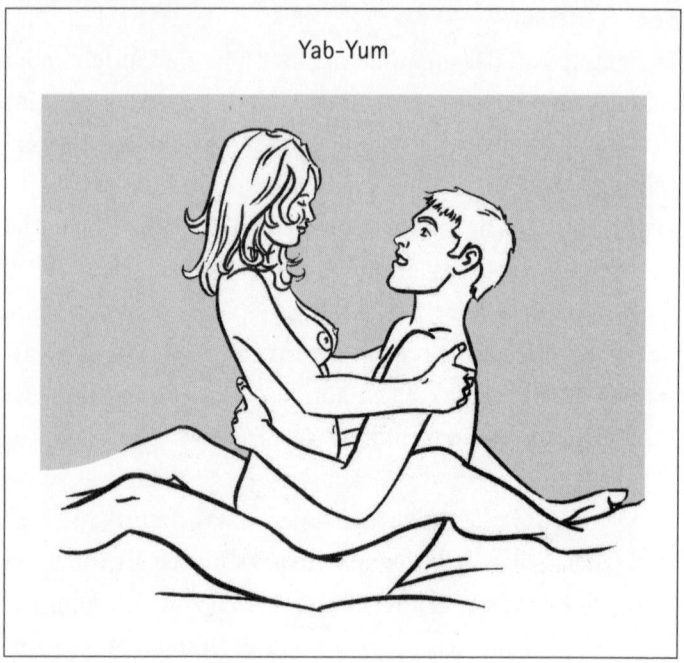

Yab-Yum

leuchter zu schwingen, so verführerisch das klingen mag, ist keine gute Idee!)

Yab-Yum

Nach der Tradition des tantrischen Buddhismus soll diese Stellung, in der sich auch die Götter vereinigen, zu spiritueller Erleuchtung führen (oder zumindest zu rauschhaften Orgasmen). Es gibt viele alte Bilder und Skulpturen, die diese Stellung sehr anschaulich zeigen. Dabei sitzt die

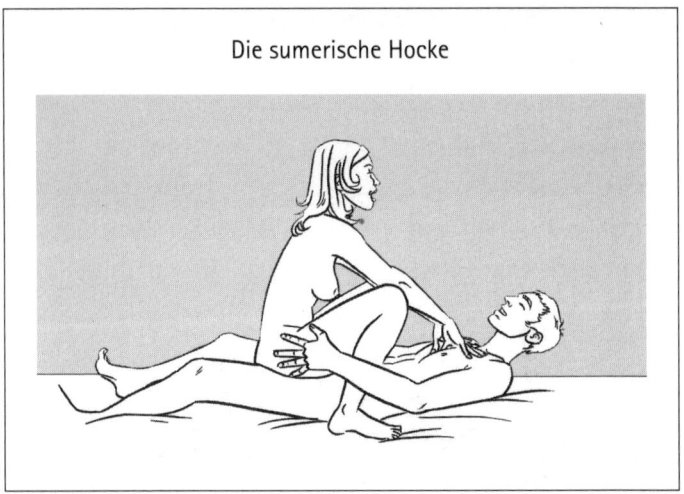

Die sumerische Hocke

Frau mit angewinkelten Beinen auf dem Schoß des Mannes. Diese Stellung ermöglicht ein inniges Schaukeln und Wiegen, tiefe Blicke und enge Umarmungen, und da alle Hände frei sind, kann man sich auch gegenseitig massieren, streicheln und mehr.

Die sumerische Hocke

Wie aus Expertenkreisen verlautet, war dies die bevorzugte Sexstellung der alten sumerischen Göttin Inanna. Und das wohl nicht von ungefähr. Bei dieser Stellung hocken Sie auf den Fersen, die Füße flach auf der Matratze, und lassen sich langsam auf den Penis Ihres Partners nieder, um sich dann auf- und abzubewegen. Sie werden schnell merken, dass in dieser Stellung kräftige Beinmuskeln gefragt sind, aber die Hände Ihres Partners machen einiges wett. Er kann die Hände auf Ihren Po legen und Ihnen beim Schaukeln helfen. Derweil legen Sie ihm die Hände auf die Brust, um sich ein wenig abzustützen, und massieren seine Brustmuskeln oder zupfen verspielt an seinen Nippeln. Wenn Sie sich ein wenig weiter nach vorn beugen, können Sie ihm sogar die Hände um den Nacken legen für eine kleine Massage.

Brust-Sex

Massageöl – ein Muss

Reiben Sie Ihre Brüste mit Massageöl ein und drücken Sie sie aneinander. Ihr Partner kann sich dann in dieser so entstandenen Lustspalte reiben. Für ihn ein grandioses Gefühl mit einem tollen Ausblick! Wenn Sie zusätzlich kleine Kreise auf Ihrer Brust massieren, sie abwechselnd zusammenschieben und auseinanderziehen, machen Sie ihn umso geiler. Aber er kann sich revanchieren, indem er mit den Händen um Sie herum nach hinten langt, wo es viele weitere heiße Knöpfe zu drücken gibt.

Rückenmassage à la Marilyn Monroe

Eine Rückenmassage? Das klingt zunächst nicht wie ein heißes, abendfüllendes Erotikprogramm, werden Sie sagen. Dann kennen Sie wahrscheinlich die Monroe-Variante nicht. Wie es heißt, soll die Monroe nach einem ihrer intimen Treffen mit John F. Kennedy danach gesagt haben: *Ich glaube, ich habe seine Rückenschmerzen gelindert.* Wollen Sie es ihr nachtun? Kein Problem: Er liegt auf dem Bauch, und Sie sitzen spreizbeinig auf seinem Po. Starten Sie eine sinnliche Massage. Ist er entspannt genug, neigen Sie sich etwas vor und säuseln ihm ins Ohr: *Willst du, dass ich komme? Dann bleib still liegen*... Positionieren Sie sich so, dass Ihr Venushügel genau auf sein Steißbein drückt, und beginnen Sie, langsam mit den Hüften zu kreisen. Machen Sie das so lange, bis Sie herausgefunden haben, an welcher Stelle Sie besonders heiß davon werden. Und dann reiten Sie so lange auf ihm, bis Sie kommen. Inzwischen massieren Sie seinen Rücken weiter und flüstern, dass Sie geiler und geiler werden... es kaum mehr aushalten vor Lust... Und? Finden Sie Rückenmassagen immer noch fade und langweilig? Ganz bestimmt nicht.

Sexspielzeuge – für jeden etwas

Sexspielzeuge sind das reinste Disneyland für Ihre Genitalien. Spaß pur und Nervenkitzel ohne Ende, wenn kleine batteriebetriebene Helfer (oder auch solche mit Strom aus der Steckdose) Sie in orgastische Höhen fliegen lassen. Egal, wie viel Klimbim Sie über die Jahre durchprobiert haben, wir möchten wetten, dass Ihre Hände dabei nicht viel mehr gemacht haben, als diese elektrischen Freudenspender an die richtige Stelle zu halten.

Zeit, das zu ändern: Nehmen Sie Ihr Spielzeug fest in die Hand oder drücken Sie mit dem Daumen darauf, um es in Position zu halten (je kleiner es ist, desto besser klappt es). Nun nehmen Sie es in Betrieb, was sogleich Ihre ganze Hand wackeln lässt. Und deshalb können nun auch Ihre Finger ein rhythmisches Vibrato vollführen, das buchstäblich unter die Haut geht.

Diese simple Übertragung der Schwingungen kann unglaublich lustvoll wirken, da Sie nun das Tempo und die Kraft eines Sexspielzeugs mit der menschlichen Berührung kombinieren können. Überlegen Sie sich also, ob Sie die in diesem Buch vorgestellten Techniken mit einem Sexspielzeug in der Hand aufpeppen möchten. Das geht besonders gut beim »Bringen Sie ihn in Schwingung« (Kapitel 6, Seite 140) oder dem »Flatterspiel« (Kapitel 8, Seite 178).

Dirty Talking

Ein wenig Dirty Talking während des Handspiels wirkt nicht selten erotische Wunder! Aber sprechen Sie vorher darüber, denn was den einen anmacht, löscht beim anderen alle Lust. Einige Frauen stehen auf ordinäres Geflüster, hören es gern, als »Luder« oder »Schlampe« bezeichnet zu werden; andere finden derlei Begriffe schlicht widerlich und abstoßend. Einige Männer fahren darauf ab, wenn Sie sein bestes Stück etwas ordinärer als »Schwanz« bezeichnen und nicht als »Pimmel« verniedlichen. Was wir damit sagen wollen, ist, dass ein und dasselbe Liebesgeflüster unterschiedliche Reaktionen auslösen kann, je nachdem, mit wem Sie sprechen. Klären Sie also im Vorfeld ab, welche Wörter Ihren Partner erregen und welche Sie vermeiden sollten.

Um das Eis endgültig zu brechen, gibt es drei einfache Möglichkeiten. Die erste und wahrscheinlich einfachste besteht darin, dass Sie ein paar Fragen stellen wie *»Willst du, dass ich deine... berühre?«* (füllen Sie die Lücke) oder *»Warum spielst du nicht ein bisschen mit meiner/m...?«*. Die zweite Möglichkeit ist die, dass Sie beschreiben, was Sie als Nächstes tun werden: *»Ich werde jetzt meine Finger in deine/n... schieben«*, oder was Sie gerade dabei sind zu tun: *»Nun stecken meine Finger in deiner/m...«* Und schließlich fragen Sie Ihren Partner, wie es ihm/ihr gefallen hat: *»Hat es dich erregt, als ich dir/dich...?«*

Dirty Talking eignet sich auch hervorragend zum Telefonsex. Bei Anruf Sex – Ihr Partner wird sicher »abheben«. Also greifen Sie zum Hörer, wenn Sie auf Geschäftsreise oder sonst weit entfernt sind. Tun Sie das vorzugsweise dann, wenn Sie sicher sein können, dass Ihr Partner Zeit und Muse dafür hat. *»Ich wünschte, du wärest hier im Bett bei mir, um...«* Oder beschreiben Sie, wie Sie sich gerade selbst anfassen: *»Ich spiele mir gerade an den Nippeln herum, streichle meinen Bauch, schiebe mir die Hand in* *die Hose...*« Und flüstern Sie ruhig dabei, brummen oder stöhnen Sie... man soll die Lust schließlich auch hören!

Spielen Sie »Blinde Kuh«

Wenn der visuelle Reiz fehlt, sind die anderen Sinne umso wacher. Hören, riechen, tasten und – am allerwichtigsten – fühlen können wir dann sehr viel stärker. Verbinden Sie Ihrem Partner die Augen und lassen Sie dann die Hände wandern. Was auch immer Sie tun, fragen Sie nach, wie sich das auf einer Skala von eins (äußerst unangenehm) bis zehn (grandios) anfühlt. Das macht empfindsamer für die Gelüste des Partners. Wechseln Sie sich ab dabei!

Fesselspiele

Zur hohen erotischen Kunst des Fesselns gibt es jede Menge Literatur. Und da wir keine Experten auf diesem Gebiet sind, empfehlen wir, sich zusätzlich entsprechend zu informieren, um beim Experimentieren auf Nummer sicher zu gehen. Doch so viel wissen wir: Sie brauchen nicht unbedingt Handschellen, Stricke oder sonstige Dinge, denn Ihre Hände vermögen es hervorragend, die Wirkung dieser Utensilien nachzuahmen. Packen Sie den anderen um die Handgelenke, heben und strecken Sie die Arme nach hinten über den Kopf und drücken Sie fest nach unten. Oder heißen Sie den anderen, sich auf die eigenen Hände zu setzen und sich keinen Millimeter zu bewegen. Zwar ist der Partner Ihnen bei diesen Szenarien nicht hilflos ausgeliefert, der erregende Effekt aber bleibt der gleiche.

Solange Sie den anderen »gefesselt« halten, macht das heißer und heißer, da man sich ja nicht wehren kann. Nutzen Sie die wehrlose Lage aus und heizen Sie den anderen weiter an, umspielen Sie die heißen Punkte nur leicht, aber legen Sie nicht Hand an. Treiben Sie den anderen so an den Rand des Orgasmus und ziehen Sie sich zurück – nur um das Feuer dann gleich wieder anzufachen. Das macht den Partner wahnsinnig – aber das macht es umso schöner!

Lustvolle Pein – Sadomaso

Die einen empfinden Schmerzen als schmerzhaft. Anderen bereiten sie pure Lust, allerdings nur im Rahmen einer sexuellen Beziehung, in der beide mitspielen und Spaß daran haben. Noch einmal, SM gehört nicht zu unserem Spezialgebiet. Wenn Sie mehr darüber wissen wollen, sollten Sie sich zusätzlich informieren. Trotzdem haben wir ein paar Ideen für den Extrakick parat.

Damit sich leichte Schläge angenehm und nicht schmerzhaft anfühlen, gehen Sie wie folgt vor: Machen Sie eine leicht hohle Hand, so treffen Sie nicht mit der ganzen Handfläche auf die Haut des Partners. Zudem bleibt die Hand dabei entspannter. Obwohl der Hintern für gewöhnlich die Zielscheibe Nummer eins ist, sind die Innenschenkel, die Fußsohlen, die Brust/Brüste oder auch der Venushügel ebenfalls lohnende Ziele. Die Nierengegend (oberhalb der Pobacken) und natürlich seine Kronjuwelen sollten aber unbedingt tabu sein. Beginnen Sie mit leichten Klatschern auf die Haut, die Sie anschließend reiben. Das nimmt das brennende Gefühl und verleiht dem Spiel eine sinnlichere Note. Falls Sie die Stärke der Schläge steigern, achten Sie ganz genau auf die Reaktionen Ihres Partners. Sie können sich zunächst auf das Schlagen konzentrieren und den eigentlichen Akt auf später verschieben, oder Sie schlagen und vögeln gleichzeitig. Für letztere Variante eignet sich die Hündchenstellung besonders gut, da Sie den Hintern Ihres Partners direkt vor sich haben. Aber auch die Missionars- und die Reiterstellung lassen sich entsprechend variieren: Einfach nach unten oder hinten an die entsprechende Stelle greifen und das Hinterteil tätscheln!

Licht, Kamera, Action! Eine Oskar-reife Vorstellung

Die meisten Paare finden Rollenspiele weniger erregend als vielmehr lächerlich. Doch warten Sie ab, bis Sie es selbst probiert haben. Sie wären nicht die Ersten, die ihre Meinung ändern. Schlüpfen Sie in die Rolle einer anderen Person, und plötzlich gebärden Sie sich wild und ungehemmt, machen und sagen Dinge, die sich Ihr »normales« Ich nie und nimmer hätte träumen lassen. Gehören Sie beispielsweise zu der eher angepassten Sorte, dann hat es durchaus seinen Reiz, einmal auszubrechen und den »Boss« zu spielen, während Ihr Partner den »Untergebenen« gibt. Und falls Sie sonst im Bett den Ton angeben, drehen Sie den Spieß um und spielen Sie den »Patienten«, der sich von der »Krankenschwester« sagen lässt, was er zu tun hat. Sie müssen sich dafür nicht groß kostümieren oder an ein Drehbuch halten. Sie müssen sich lediglich ein wenig absprechen und ein paar Regeln bestimmen. Dann läuft der Film ganz automatisch! Falls Sie also Lust haben, sich nicht immer im üblichen Rahmen zu vergnügen, dann überlegen Sie sich doch einmal eine Rolle, die Sie gerne spielen würden und... Film ab!

Im Folgenden ein paar Ideen für Rollenspiele. Alle lassen sich mit jeweils ganz einzigartigen und raffinierten Handgriffen in Szene setzen – heiße, aufregende Erlebnisse garantiert!

Arzt/Patient: Der Patient vereinbart einen Termin, weil er an einer rätselhaften Krankheit leidet; der Arzt (oder die Krankenschwester) legt Hand an und erkundet sämtliche heiße Stellen, um dem »Wehwehchen« des Patienten genauestens auf den Grund zu gehen. Er nimmt beispielsweise eine »Brustuntersuchung« vor, tastet das Gewebe ab oder forscht in tieferen Gefilden unterhalb der Gürtellinie.

Achten Sie dabei stets auf alle Reaktionen und Empfindungen Ihres Partners. Haben Ihre Hände schließlich den Punkt gefunden, der der ärztlichen Zuwendung am meisten bedarf, dann fahren Sie fort und leiten Sie umgehend heilende Maßnahmen ein. Orgasmen sind schließlich gut für die Gesundheit!

Stripper/Kunde: Der Kunde kauft einen persönlichen Stripteasetanz, lehnt sich zurück und genießt die Show. Der Stripper beginnt sich aufreizend zu drehen, sich Stück für Stück die Kleider vom Leib zu schälen, sich dabei zu streicheln, zu kneten und sich hie und da auf seine persönlichen heißen Stellen (und die des Kunden) zu klapsen. Steigerung: »Anfassen streng verboten« – wenn Sie sich an diese Regel halten, wird die prickelnde Spannung umso größer. (Aber sind Regeln nicht dazu da, um manchmal gebrochen zu werden?)

Erstes Date: Auch wenn Sie als Paar schon etliche Jahre zusammen sind, tun Sie so, als hätten Sie sich eben erst kennengelernt. Befummeln Sie sich im Auto oder auf dem heimischen Sofa, aber zieren Sie sich ein wenig, da Sie es keinesfalls bis zum *Äußersten* kommen lassen wollen. Auf diese Weise rückt das Vorspiel in den Vordergrund, bei dem vornehmlich Ihre Hände gefragt und somit gezwungen sind, sich allerlei kreative Spielereien einfallen zu lassen. Halten Sie Händchen und malen Sie mit dem Daumen kleine Kreise in den Handteller Ihres Partners. Oder lassen Sie die Hände unter das Hemd/die Bluse wandern, streicheln Sie seine Brust/ihre Brüste oder sanft über ihren seidigen BH. Oder Sie schlängeln sich mit der Hand langsam an seinem/ihrem Innenschenkel hinauf bis zur Unterwäsche... oder auch darunter...

Masseur/Kunde: Der Kunde bucht einen Massagetermin und beschreibt genau, an welchen Stellen er *es* am meisten braucht. Der Masseur verspricht, sein Bestes zu tun, um alle Knoten zu lockern... und sich obendrein ein kleines Extra einfallen zu lassen.

Schlusswort

Haben auch Sie sich zu Beginn dieses Buches voller Skepsis gefragt, inwiefern unsere Hände tatsächlich eine Bereicherung für unser Sexleben sein können? Nun, dann hoffen wir, Sie überzeugt zu haben, dass mit unseren Händen so ziemlich alles möglich ist, sofern man sie nur lässt. Was sie alles bewirken können, wird Sie (und Ihren Partner) überraschen, verblüffen und staunen lassen. Probieren Sie die ein oder andere der beschriebenen Techniken aus und sehen (besser gesagt fühlen) Sie selbst – der Erfolg ist buchstäblich mit Händen zu greifen: Sie werden mehr stöhnen, intensivere, längere und häufigere Orgasmen haben und plötzlich x Ausreden finden, nur um sich verziehen zu können, weil Sie die Hände nicht mehr voneinander lassen können... Ihre Hände können Ihrem Sexleben zu orgastischen Höhenflügen verhelfen, denn dafür sind sie gemacht. Nehmen Sie sich Zeit und schauen Sie hin, und Sie werden erkennen, dass es keine bessere, keine schönere (Handwerks-) Fläche gibt als den Körper Ihres Liebsten (oder Ihren eigenen), auf der sich die magischen Kräfte Ihrer Hände voll und ganz entfalten können.

Insbesondere zwei Dinge sind es, von denen wir hoffen, dass Sie sie aus diesem Buch mitnehmen. Erstens: Es kommt nicht darauf an, ob Sie die Techniken eins zu eins an Ihrem Partner ausführen. Es kommt lediglich darauf an, dass Sie beide sich immer und immer wieder und so oft es geht, berühren, sich anfassen – im Bett und auch außerhalb. Halten Sie Händchen, während Sie einen Film anschauen. Drücken Sie ihn kurz, wenn Sie auf dem Weg zur Küche an ihm vorbeihasten. Massieren Sie ihr die Schultern, wenn sie nach einem harten Arbeitstag nach Hause kommt. Diese kleinen Liebesbezeugungen im Alltag erhalten die Leidenschaft, sodass alles Mögliche passieren kann, bis Sie die Lust dann wirklich in die Federn treibt.

Zweitens: So schön es ist, sich zurückzulehnen und verwöhnen zu lassen, es kann mitunter sehr viel schöner und befriedigender sein, die aktive Rolle zu übernehmen und dem/der Liebsten Vergnügen zu bereiten. Das mag in der heutigen Sexlandschaft etwas schmalzig und kitschig klingen. Aber es stimmt. Und im »Geben« sind unsere Hände ganz groß. Sie werfen Münzen in Spendenbüchsen, tischen Essen auf und schreiben verliebte E-Mails wie *»Letzte Nacht war wunderbar – freue mich auf die Wiederholung am Freitag«*.

Das volle Potenzial unserer Hände auszuschöpfen bedeutet auch, immer im Auge zu behalten, welch große Wohltaten sie zu vollbringen imstande sind. Und damit befinden

Sie sich auf dem besten Wege zu einer erfüllten Partner-
schaft und besserem Sex.

»Je größer das Herz, desto gütiger die Hand!«

Alfred Lord Tennyson

Dank

Dieses Buch zu schreiben war eine großartige Erfahrung, die sich ohne die Hilfe der folgenden Personen nie verwirklicht hätte:

Zuallererst geht ein riesiges Dankeschön an Douglas Stewart, unseren Literaturagenten bei Sterling Lord Literistic, Inc., dessen Begeisterung und unerschütterlicher Eifer unseren ersten Ausflug in die Verlagswelt von Anfang bis Ende zu einer riesengroßen Freude gemacht haben.

Auch unseren Beratern und Kollegen, Joseph Kramer, Ph.D., und Kenneth Ray Stubbs, wollen wir unseren wärmsten Dank aussprechen. Die Pionierarbeit, die sie auf dem Gebiet der erotischen Körperarbeit und Massage geleistet haben, erwies sich für uns von unschätzbarem Wert. Sie haben uns über Jahre begleitet, uns viele Dinge gelehrt und sind treue und liebe Freunde geworden; wir sind froh, sie kennen zu dürfen.

Ein herzliches Dankeschön geht an Scott D. Bahlmann, der uns einige Raffinessen für den unbeschnittenen Mann enthüllt und sich immer wieder als Versuchskaninchen für praktische Anwendungen zur Verfügung gestellt hat. (Aber das hast du ja gerne getan!) Destin Gerek danken wir für einen interessanten Fotoabend zu den Illustrationen in diesem Buch; und Jim Perry möchten wir danken für all seine Liebe und Unterstützung – du bist uns wirklich ans Herz gewachsen!

Unser innigster Dank gilt auch Ian Ferguson, mit dessen Hilfe Träume wahr geworden sind, sowie Kurtis Bliss und Lawrence Lanoff, zwei Künstlerkollegen und Visionäre wie wir, die dieses Projekt auf zahllose Arten und Weisen unterstützt haben. Danke an all die Menschen überall auf der Welt, die körperlichen, lusterfüllten Sex leben, Spaß daran haben und ihn jeden Tag neu erforschen. Sie alle sind Pioniere, und unser überschwenglicher Dank gilt jedem Einzelnen von Ihnen!

Im Internet

Dieses Buch zeigt nur einen kleinen Ausschnitt aus unserem Kursangebot. Wir arbeiten überall in den USA und im Ausland; einen kompletten Plan unserer Workshops und Vorträge sowie viele weitere Informationen erhalten Sie auf unserer Webseite www.newworldsexeducation.com. Hier können Sie unsere sämtlichen DVDs käuflich erwerben sowie einen kostenlosen Newsletter anfordern.

Wenn Sie mehr über Jaiya Hanauer erfahren wollen, besuchen Sie ihre Webseite www.missjaiya.com.

Für weitere Informationen über Jon Hanauer besuchen Sie seine Webseite www.tantrabodies.com.

Alle in diesem Buch beschrieben Techniken können Sie sich ganz bequem per Video von zu Hause aus unter www.redhottouch.tv ansehen.

Die New School of Erotic Touch bietet ebenfalls Video-Demonstrationen zu vielen der beschriebenen Techniken an. Die Schule ist die beste Online-Quelle, die Ihnen eine praxisnahe Schulung zur Vulva-, Penis- und Analmassage bietet, siehe www.eroticmassage.com.

Falls Sie auch Trainer für Erotikmassagen werden wollen, empfehlen wir Ihnen, ein entsprechendes Zertifikat im Institute for Advanced Study of Human Sexuality zu erwerben. Von diesem überaus professionellen und in Kalifornien staatlich anerkannten Training haben wir beide sehr profitiert. Hin und wieder begleitet uns Joseph Kramer, Ph.D., als Co-Trainer bei diesem Kurs. Nähere Informationen unter www.humansexualityeducation.com.

Kenneth Ray Stubbs ist Pionier auf dem Gebiet der Erotikmassage für Paare und hat mit einer Reihe von Büchern und DVDs bereits eine Menge zum Thema erfülltes Sexualleben beigetragen. Nähere Informationen unter www.secretgardenpublishing.com.

Des Weiteren haben wir uns sehr intensiv mit Ipsalu Tantra Kriya Yoga beschäftigt. Nähere Informationen darüber sowie alle aktuellen Termine der Workshops gibt es unter www.ipsalutontra.org

Literatur und DVD-Material

Chia, Mantak / Abrams, Douglas: *Öfter, länger, besser: Sextipps für jeden Mann*, Droemer/Knaur 2009.

Chia, Mantak / Chia, Maneewan / Abrams, Douglas / Abrams, Rachel Carlton: *The Multi-Orgasmic Couple: Sexual Secrets Every Couple Should Know*, HarperOne 2002.

Chia, Mantak / Wei, William U.: *Sexual Reflexology: Activating the Taoist Points of Love*, Destiny Books 2003.

Chopra, Deepak: *Kama Sutra: Die spirituellen Gesetze der Liebe*, Ariston 2007.

Lai, Hsi: *Die sexuellen Geheimnisse der Weißen Tigerin*, Heyne 2004.

Saraswati, Sunyata / Avinasha, Bodhi: *Juwel im Lotus. Tantrischer Kriya-Yoga*, Bauer Hermann Verlag 1999.

Schulte, Christa: *Tantra für Genießerinnen*, Krug & Schadenberg 2006.

Stubbs, Kenneth Ray: *Erotische Massage: Mit dem Zauber des Tantra*, Goldmann 2003.

Femme à Femme Erotic Massage (DVD), Secret Garden Publishing 2007.

Register

A wie Atemberaubend 183
Aber hallo 253
Achselhöhlen 94 f.
After *siehe* Anus
Akupressurpunkte 121
Alkohol 112, 154
Analmassage 194
Analsex 195 ff.
Anal-Yoga 201 f.
Angemacht 229
Anrufbeantworter 46
Antidepressiva 112, 154
Anus 82, 106, 152, 193
A-Punkt 150, 183, 186
Arme 95
Arzneimittel 112
Atemrhythmus 58
Ätherische Öle 40
Atmung 57 f., 114, 163 f., 189
Atomuhr 176
Auf den Busch geklopft – zum
	zweiten 228
Auf den U-ltimativen Punkt
	gebracht 174
Auf Knopfdruck 173
Aufziehspiel 180
Augen 87, 121
Ausschläge 54
Ausstreichen 65
Auszeit 241
Avocadoöl 39

Badeanzug 54
Ball 23

Ballon 28
Bauch 97 f., 121
Bauchmassage 136
Bauchspeicheldrüse 121
Becken 81
Beckenbodenmuskel 151
Befühlen 19
Beine 82, 160 f.
Beischlaf 11
Beleuchtung 45
Betasten 19
Betende Hände 203 f.
Beweglichkeit 24 f.
Bindungserfahrung 58
Bitte klingeln 174
Blähungen 97
Blase 121
Blinde Kuh 268
Blutfluss 120
Bräunungsöl 41
Brust, Brüste 92 f.
Brust-Sex 264
Brustwarzen 94
Burger King 135
Bürste 48
Bürsten 62
Busenfreunde 247

Chi 90
Chlamydien 35
C-Punkt/G-Punkt-Kombi
Cranio-Sakral-Therapie
	74
C-Spot-Stimulation 251

Damm 106, 151
Damm drücken 255
Darmtätigkeit 97
Daumentrommel 204
Dehnbewegungen 24 f.
Dehnübungen 121
Den Boden schleifen 184
Den Bullen zähmen 248
Dentalgummis 42, 49
Diaphragmas 42
Dickdarm 121
Die Zügel fest in der Hand
  247 f.
Dimmer 45
Dirty Talking 266 f.
Drehen 122
Dreifach schön 185
Druck 111
Druckrezeptoren 104
Dufterlebnis 40
Duftstoffe 41
Dünndarm 121
Durchblutung 93, 112, 121

Eichel 102, 121
Eichelkrone, -rand 103
Eiswürfel 48
Ejakulation 154, 182
Emotionen 64
Entspannen 68
Erdbeben, Das große 227
Erdbeben, Das kleine 170
Erdbeben, Das kleine Nr. 1
  226
Erdbeben, Das kleine Nr. 2 226
Erektion(en) 80, 107, 120, 122,
  151
Erguss, weiblicher 150

Erinnerungen 64
Erogene Zonen 19 f., 69 ff.,
  99 ff., 143 ff.
Erotischer Rundgang 175
Extras für den G-Punkt 209 f.

Farbstoffe 41
Faust 188
Feder 48
Fehlgriffe 107
Feingefühl 22, 27
Feldforschung 257
Femidom(e) 42, 50
Fesselspiele 268 f.
Feuchtigkeitslotionen 41
Feuer machen 221
Feuerbälle 136
Finger 24 ff., 153
Fingernägel 56
Flatterspiel 178 f.
Flecken 44
Frenulum 103
Fünffach schön 234
Füße 84
Futonmatratze 43

G wie Geil 182
Ganzkörpererfahrung 31
Ganzkörpermassage 61
Gehirn 15
Genitalien 86, 100, 144, 164
Genitalmassage 11 f.
Genusspotenzial 71
Gesäßfalte 81
Geschicklichkeit 26
Geschirrspülmittel 44
Geschlechtsakt 120, 234 f.
Geschlechtsdrüse 106

Geschüttelt, nicht gerührt 170, 220
Gesicht 86
Gleitmittel 33 ff., 47, 196, 216, 236
Gonorrhö 35
G-Punkt 149 f., 182, 186
G-Punkt/C-Punkt-Kombi 227
Großzeh/Anus-Kombi 250
G-Spot-Stimulation 251 f.

Haar(e) 27 f., 71, 73
Hände 96 f.
Handgelenk 24 f.
Handschuhe 35
Handspiel 108 ff.
Handtücher 44
Handtuchwringen 23
Handy 46
Harndrang 154
Harnröhre 151
Harnwegsinfektion(en) 54, 154
Hauptnervenstrang 77
Haushaltsöle 41
Heißer masturbieren 172
Herabschauender Hund 24
Herr der Ringe 224
Hintern bewegen 242
Hirnanhangdrüse 85
HIV 35
Hoden 105, 115
Hodensack 105, 115
Höhepunkt *siehe* Orgasmus
Hohes C 181
Hormonbildung 85
Humanes Papilloma-Virus 35
Hündchenstellung 251 f.
Hygiene 154, 198

Ich Tarzan, du Jane 254
In Schwingung bringen 140 f.
Infektionsgefahr 199
Ins Feld stechen 258
Ins Rollen gebracht 175

Juwelendieb 255

Kacke-Faktor 198
Kerzen 46
Kitzeln Sie die Klitoris wach 239
Kitzeln Sie sein Vorhautbändchen 219
Kitzler *siehe* Klitoris
Kitzler-Kitzel 126
Klapperschlange 259
Klemme 124
Klitoris 12, 17, 146 f., 156, 162, 186
Klitoris-Sandwich 186 f.
Klitoris-Sandwich de Luxe 230
Klopf, klopf 174
Kneten 62
Knie 83
Knöchel-Sandwich 173
Kokosöl 38, 42
Kolibri 222 f.
Komplimente 155
Kondome 34, 37, 42, 49, 199
Konservierungsstoffe 41
Kopfhaut 71 ff.
Körperarbeit 10
Körperstellen 54
Kraft 23, 63
Krämpfe 97
Krankheiten 34
Kratzbaum 133 f.

Kreuzbein 79 f.
Kreuzbein-Stimulation 241,
245 f.
Kurz davor 223

L wie Lust 131
Latex 42, 50
Leber 121
Licht 45
Liebeshöhle, -nest 31, 43 f.
Lippen 90 ff.
Löffel 48
Lustpotenzial 71
Lustschreie 159
Lustzentrum 12
Lymphfluss 93

Mahlzeiten 57
Mandelöl 39
Maori 58
Massagecreme 41
Massageöl 39 ff., 44, 47, 56
Massagetisch 43
Massieren Sie die Himmels-
tür 241
Mastdarm *siehe* Rektum
Masturbieren 108 ff., 156
Medikamente 33, 155, 158
Meer der Energie 98
Meissner'sche Körperchen 104
Meisterhaft den Bogen strei-
chen 170
Menstruationszyklus 33
Mikrowelle 47
Milz 121
Missionarsstellung 238 ff.
Missverständnisse 53
Mund 121, 212 ff.

Münzen 26
Musculus bulbospongiosus 151
Musculus ischiocavernosus 151
Musik 46
Muskelgruppen 70
Muskulatur 22

Nacken 73
Nase 88 ff.
Nasenlochmassage 17
National Opinion Research Cen-
ter 14
Nieren 121
Nur auf Einladung 179

Ohren 88
Olivenöl 41
Ooooh! wie Orgasmus 220
Oralsex 13, 20, 120, 212 ff.
Er verwöhnt sie 225 ff.
Sie verwöhnt ihn 218 ff.
Oralsex-Akrobatik 231
Orgasmus, Orgasmen 11 f., 20,
114 ff., 143, 150 f., 164 f.
–,multiple 115, 144, 182
Oxytocin 165

Pause(n) 54, 65
Pawlow'scher Penis 134
Pelz 48
Penis 13, 99 ff.
Penis-Flüsterer 222
Penis-Shiatsu 120 f.
Perineum 106
Petting 61
Philtrum 90
Picknickdecke 44
Pilzinfektionen 54

Po 80
Popo-Play 232 f.
Po-Techniken 201
Prostata 106, 206 ff.
Prostata-Massage
    die erste 206 f.
    die zweite 208
    die dritte 224
Pubococcygeal-Muskel 117, 179
Pusseln Sie 178

Ran an den Mann 238
Rassel(n) 122, 126
Rauchen 112
Raumtemperatur 47
Reflexzonen 84
Reiterstellung 244 ff.
Reiterstellung rückwärts 248
Rektum 197
Requisiten 32
Rollenspiel(e) 54, 270 ff.
Rücken 75
Rücken drücken – Bitte mehr
    254
Rückenmassage à la Marilyn
    Monroe 264 f.
Rudern 245
Ruhe 63
Runde zwei 205

Sackpacker 223
Sadomaso 269
Saftpresse 123
Salzpeeling 56
Samenerguss 115 ff.
Sarong 54
Sauerstoff 114
Schaft 101

Schamlippen 148
Scharfe Schere 243
Scharfmacher 221
Scheidenfeuchtigkeit 33
Scheidenflora 42
Schläfen 87
Schlafzimmer 31
Schleife 126
Schleimhautreizungen 37
Schließen Sie die Himmelstür
    239
Schließmuskel 196 f.
Schnupfen 90
Schultermassage 17
Schultern 75
Schütteln 122
Schwämme 48
Schweigen 66
Schwellgewebe 89, 147, 151
Sehnen 24
Seitenwinder-1 131 f.
Seitenwinder-2 133
Sesam öffne dich 205
Sesamöl 39
Sex im Stehen 261
Sexspielzeuge 265 f.
Sexstellungen 113
Sicherheitsmaßnahmen 195
Silbernes Löffelchen 256
Sinnesreize 48
Skrotum 105
Spaß im Doppelpack 230
Sprudelnde Quelle 85
Stellen Sie die Uhr 206
Stellen Sie die Uhr auf Sex 171
Stellung des Kindes 60
Stellungen, Stellungsvarianten
    59 f., 159 ff., 237 ff., 256 ff.

Stellungsspiele 217
Stoffe 48
Streichen 61
Stromaufwärts 204
Sumerische Hocke 263

Tabuzone(n) 54, 152
Tageszeit 56
Tantra 58
Tantsu 83
Telefon 46
Tempo 111, 157
Tempowechsel 54
Tiefe Augenblicke 244
Toilette 154
Tragus 89
Tränenbäche 64
Traubenkernöl 39
Trommelhaut 219
Twist 'n' Shout 125

Unbeholfenheit 10
Unter der Kapuze 225 f.
Unterarmbeuge 25
U-Punkt 151

V wie Volltreffer 129
Vagina 33, 42, 145, 148 f.,
    156 ff.
Vagina-Flüsterer 229
Vagina-Yoga 181
Venushügel 145
Verdauung 97

Vergrößerungseffekt 93
Verspannungen 78, 81
Verstopfungen 97
Vierfach schön 210
Volksweisheit 15
Von beiden Enden 129 f.
Von hinten – für Anfänger
    203
Vorbereitung 56
Vorhaut 104
Vorspiel 12
Vulva 145
Vulva-Yoga 168
Vulva-Yoga Nr. 2 228

Wärme 47
Welle 169
Wirbelsäule 76 f., 79
Wohlfühlatmosphäre 43
Wünsche 53
Würgereflex 13
Wurzel 139

Yab-Yum 262
Yoga für den Hodensack 138
Yogakleidung 54

Zappeln lassen 137
Zehen-Stimulation 249
Zirbeldrüse 121
Zusammengerolltes Blatt 61
Zyklusphase 158